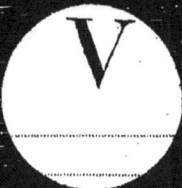

V

PUBLICATION DE LA RÉUNION DES OFFICIERS

MÉLANGES MILITAIRES
(3ᵉ SÉRIE)
XXXIII, XXXIV, XXXV, XXXVI, XXXVII, XXXVIII, XXXIX, XL

LA

DÉFENSE EXTÉRIEURE ACTIVE

PAR

A. KLIPFFEL

CAPITAINE AU 1ᵉʳ RÉGIMENT DU GÉNIE

2

Avec planches

PARIS
CH. TANERA, ÉDITEUR
LIBRAIRIE POUR L'ART MILITAIRE ET LES SCIENCES
Rue de Savoie, 6

1874

MÉLANGES MILITAIRES

PREMIÈRE ET DEUXIÈME SÉRIE

CONTENANT

LES PRINCIPAUX ARTICLES PUBLIÉS

DANS LE

BULLETIN DE LA RÉUNION DES OFFICIERS

EN 1871, 1872 ET 1873

10 VOLUMES PETIT IN-8°

Prix : 50 fr.

Il ne reste qu'un très-petit nombre de collections complètes.

———

1393—Paris, imp. A. Dutemple, 7, rue des Canettes.

PUBLICATION DE LA RÉUNION DES OFFICIERS

LA

DÉFENSE EXTÉRIEURE ACTIVE

PAR

A. KLIPFFEL

CAPITAINE AU 1er RÉGIMENT DU GÉNIE

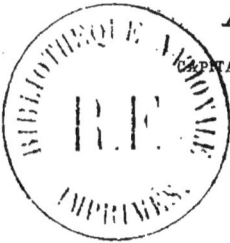

Avec planches

PARIS

CH. TANERA, ÉDITEUR

LIBRAIRIE POUR L'ART MILITAIRE ET LES SCIENCES

Rue de Savoie, 6

1874

©

LA

DÉFENSE EXTÉRIEURE ACTIVE

PREMIÈRE PARTIE

CONSIDÉRATIONS GÉNÉRALES ET HISTORIQUES

Ce qu'il faut entendre par défense extérieure active. — En étudiant l'histoire de l'attaque et de la défense des places et le développement des moyens respectifs de l'assiégeant et de l'assiégé, on est frappé de ce fait que dans tous les temps les procédés de l'assiégeant ont été plus ou moins nets et précis, pendant que la méthode de l'assiégé n'a jamais été bien définie. C'est là, sans doute, une conséquence fatale de l'irrésolution qui est le partage de la *défensive* en général. Le défenseur, en se tenant dans une position expectante, se résigne à subir la loi de son adversaire, qui prend l'initiative des mouvements; et l'incertitude qui règne dans les vues d'un général qui, en rase campagne, garde une défensive passive pèse encore davantage sur le commandant d'une place confiné derrière ses remparts (1).

En présence de ce vague qui entache sans cesse les règles de la défense des places, hâtons-nous de définir tout d'abord le sujet de notre étude, c'est-à-dire ce que nous entendons par *défense extérieure active*.

(1) « C'est la façon d'attaquer qui fait la loi de la défense. » (Cormontaingue.)

Vauban écrivait en 1700 : « On ne peut mieux définir les places de guerre qu'en disant que ce sont de grandes machines immobiles, diversement fabriquées, qui n'ont d'action ni de vertu que celle qui leur est donnée par les hommes employés à leur défense. » L'élément le plus puissant de cette machine est le canon. La forteresse, suivant l'expression du général de Blois, n'est qu'un affût immobile portant toutes les bouches à feu qui doivent concourir à la défense active de la position. Cela posé, entre les canons de la place, abrités par la fortification permanente, et la courbe limite de leur portée précise, s'étend une zone de 4,000 mètres environ de largeur, plus ou moins efficacement battue par la place. Le défenseur doit pouvoir occuper à l'avance, jusqu'à 2,000 mètres au moins, les parties les plus avantageuses de cette zone et en faire une position de combat renforcée par des travaux de fortification passagère et armée d'artillerie volante. Dans un site particulièrement favorable, ou bien si la défense possède de puissants éléments d'offensive, cette occupation du terrain extérieur pourra même s'étendre plus loin, et dans tous les cas, les avant-postes de l'assiégé s'éloigneront plus ou moins, suivant les conditions du terrain. Dans cette situation, et ayant derrière lui la place comme un puissant réduit et une formidable batterie de position, le défenseur disputera le plus longtemps possible à l'assiégeant les positions sur lesquelles celui-ci veut établir ses batteries de première période, puis le terrain sur lequel il creusera sa première parallèle ; et cette lutte se prolongera en se rapprochant des ouvrages, appuyée par le canon des remparts et les batteries de contre-approches que l'assiégé démasquera à l'extérieur, jusqu'à ce que les batteries de première période de l'attaque soient définitivement établies et aient ouvert leur feu, et qu'elles ne puissent plus être contre-battues avec succès par le canon de la place. C'est là ce que nous entendons par défense extérieure active.

Les considérations générales et historiques qui suivent sont de nature à éclaircir cette définition et à montrer le développement dans l'histoire de cette partie brillante de la défense des places.

Considérations générales et historiques. — Dans les siéges anciens, il a pu y avoir des coups de vigueur en dehors des murailles ; mais les armes n'ayant encore qu'une faible portée, c'est l'obstacle inerte qui joue le rôle principal, et généralement la lutte reste concentrée dans une bande étroite au pied du mur. Avec les premiers canons et jusqu'à la fin du xve siècle, la défense acquiert une supériorité marquée sur l'attaque. En effet, la faible résistance des canons et des affûts ne permet de lancer encore que des boulets de pierre, impuissants contre les murailles, mais capables de briser les engins de l'assaillant. Celui-ci est donc obligé d'éloigner ses camps et sa ligne d'investissement (1). Les siéges se réduisent généralement alors à des blocus. Puis, les canons étant devenus meilleurs et lançant des boulets métalliques avec de plus fortes charges, l'attaque reprend le dessus ; elle gagne encore avec les perfectionnements apportés par les Turcs au mode d'approche. Mais il faut remarquer aussi que la zone d'action de la défense s'accroît sans cesse avec la portée des armes. Enfin Vauban porte au dernier degré de précision la méthode à suivre dans la conduite des siéges ; et il semble qu'à partir de ce moment la défense doive être comme paralysée par les procédés infaillibles de l'attaque.

Cependant l'idée d'une défense active commence à se faire jour. Vauban, peu partisan des grandes sorties éloignées au moment de l'investissement, recommande les petites sorties fréquentes dans la période et dans la zone de la défense rapprochée. Il indique également les contre-approches comme

---

(1) De Villenoisy. *Essai historique sur la fortification.*

une arme excellente dont dispose l'assiégé (1). [Carnot cherche plus tard à ériger en système la défense par les contre-approches et les coups de main répétés (2).] Guibert prescrit à l'assiégé une attitude offensive (3). « On ne réfléchit pas assez, dit-il, qu'il n'y a de bonne défense que celle qui est offensive et qui multiplie les obstacles sous les pas des assiégeants. » Quant à la méthode des contre-approches, elle a été appliquée en 1796, par le colonel du génie Boisgérard, à la défense de la tête de pont de Kehl. En 1840, M. le général Favé (alors capitaine) a même proposé d'établir les contre-approches à l'avance et d'en faire la base d'un nouveau système de défense des places fortes (4).

Mais comme on le voit, tous ces efforts tentés par la défense pour réagir contre les enlacements de l'attaque restent confinés dans la zone qui s'étend entre les parallèles et la place, dans ce qu'on appelle le rayon d'attaque : c'est la *défense active rapprochée*, qui commence à la première parallèle, mais qui est bien distincte de la *défense extérieure active*, de la défense éloignée (5).

L'idée de la défense éloignée remonte cependant à Vauban et à son organisation des camps retranchés (6). « L'expédient le plus sûr, dit-il, pour empêcher les siéges sont les camps retranchés sous les places qui peuvent être assiégées..... Ces camps se peuvent faire presque partout ; car il n'y a point

(1) Vauban. *Traité de la défense des places.*
(2) Carnot. *De la défense des places fortes.*
(3) Guibert. *Essai général de tactique.*
(4) Favé. *Nouveau système de défense des places fortes.*
(5) Les sorties *dans le rayon d'attaque* ont perdu leur importance avec les armes à tir rapide. En effet, les pertes qu'elles subiraient dans la retraite, qui est inévitable, ne seraient pas compensées par les petits résultats qu'elles peuvent donner. En tout cas, aujourd'hui plus que jamais, il faudrait les diriger contre les flancs et non pas contre le front des cheminements.
(6) De Villenoisy. *Essai historique sur la fortification.*

de place dont les environs ne soient avantagés de quelque
chose, ne fût-ce que de la place même, qui en couvre et
flanque quelque partie, selon qu'ils sont bien disposés. Il n'y
a donc qu'à choisir l'espace et les bien placer, et donner à
leur retranchement la figure convenable. » Vauban appliqua
ces principes à Dunkerque. Les Catalans ont fourni, dans la
défense de Barcelone contre Vendôme (1697) un exemple
remarquable de l'emploi des camps retranchés sous une
place : leurs deux camps avaient chacun un flanc appuyé à
la Méditerranée, l'autre à l'enceinte, et n'étaient tous deux
attaquables que sur un front de peu d'étendue.

Mais il s'agit là de défenses permanentes, faisant partie in-
tégrante de la fortification de la place, et nullement de défenses improvisées, destinées à élargir hardiment le cercle
des opérations d'un siége.

C'est à Meunier que revient l'honneur d'avoir inauguré, à
Mayence (1793), le système de la défense extérieure active (1);
nous étudierons plus loin les moyens qu'il put mettre en
œuvre avant que la mort vînt l'arrêter. L'ancienne école et
la nouvelle se trouvèrent là en présence, dans la personne
de Doyré et celle de Meunier, et le commandant en chef
Doyré dut subir, malgré lui, l'ascendant du talent et des
idées de Meunier.

Vers la même époque, la nécessité de la défense extérieure
active était nettement arrêtée dans l'esprit de Carnot, l'orga-
nisateur de la victoire. Pendant sa tournée à l'armée du Nord,
il écrivait au comité de salut public (mai 1793) une lettre

(1) On s'accorde généralement à citer Mayence comme la première
défense extérieure. Cependant à Ostende (1601-1604) les assiégés se
maintinrent quelque temps sur les polders en dehors des remparts. A
Prague, en 1742, le maréchal de Broglie fit organiser de petites redoutes
sur les buttes en terre situées en dehors de la place. La défense créa de
véritables dehors pendant le siége et fit des lignes de contre-approche.

qui renferme cette phrase remarquable : « Les ignorants sont grands destructeurs de faubourgs, grands noyeurs de campagnes, tandis que les gens instruits sont grands conservateurs : au lieu de détruire les faubourgs, ils en font des postes avantageux à la défense même de la ville. » Nous retrouverons plus loin, dans son traité sur la *Défense des places fortes*, la paraphrase de ces lignes.

Peu après, d'Arçon (1), en inaugurant le cours de fortification à l'école Polytechnique, disait : « Les opérations militaires qui porteront à l'offensive seront toujours aisément assorties aux convenances relatives au caractère français : un grand progrès consistera donc à donner aux fortifications des dispositions analogues à ces convenances ; elles en sont très susceptibles ; elles seront essentiellement organisées dans l'intention de provoquer les irruptions, d'en assurer les rentrées, de favoriser la fréquence des retours offensifs....., de concilier l'activité de la défense avec la prodigalité des moyens conservateurs. » Et il ajoutait, en parlant de la conduite à tenir dans les places assiégées ou menacées de l'être : « Une disposition, qui ne trompera jamais avec les Français, consistera, après leur avoir prodigué toutes les ressources des moyens conservateurs, d'en exiger avec confiance les expéditions les plus hardies et tous les mouvements de la défense la plus active. »

En 1799, en Italie, la division Monnier, appuyée sur Ancône, opère autour de cette place, qui lui sert de réduit, et ne s'y retire qu'après avoir tenu la campagne pendant quatre mois et lorsqu'elle se trouve réduite à 1,600 hommes de nationalités diverses. Ainsi acculée, elle dispute encore long-

(1) D'Arçon. *Considérations militaires et politiques sur les fortifications* (1795).

temps à l'ennemi les hauteurs desquelles on peut bombarder la ville (1).

L'année suivante (1800), Masséna, à Gênes, retient autour de cette place des forces sans cesse triples des siennes. Avec une garnison affamée avant même d'avoir vu l'ennemi, il occupe pendant cinquante jours une ligne de six lieues d'étendue, livrant journellement à l'ennemi de brillants combats offensifs, et tentant à deux reprises de rompre l'investissement dans des conditions tellement difficiles que des juges impartiaux (2) ont cru voir là l'exagération du système de défense active. Cependant le talent supérieur de Masséna et la nécessité où il se trouvait de retenir et d'user le plus d'Autrichiens possible sous les murs de Gênes, justifient amplement la hardiesse de ses opérations offensives, et la défense de Gênes, qui excita la jalousie de Bonaparte, restera la plus belle confirmation de l'importance des défenses extérieures actives.

De pareils exemples ne pouvaient manquer d'appeler l'attention des ingénieurs. Bousmard énonce clairement le principe de la défense éloignée. « Pour contrarier l'investissement, dit-il, l'assiégé aura dû occuper à l'avance quelques postes avantageux, aussi avancés que possible, pourvu que la retraite en soit bien assurée par quelque défilé dont il soit le maître ou qui soit tellement défendu par son canon que le corps investissant ne puisse ni l'occuper ni le lui interdire. De ce poste il pourra, si surtout il y tient du canon léger, éloigner l'investissement au point de le rendre sans effet, c'est-à-dire de forcer l'ennemi à tellement s'étendre que les corps qui le forment soient ou trop faibles ou trop distants les uns des

(1) Rapport sur les opérations militaires de la division d'Ancône, du 18 mai au 16 novembre 1799, par le chef d'état-major de la division.
(2) Voir dans le Journal du siége de Gênes, par le général Thiébault, la lettre du général du génie Tholozé.

autres pour empêcher l'introduction des secours et l'envoi des avis que la place voudra sans doute donner de sa situation.

« Si l'assiégé peut maintenir de semblables postes jusqu'au moment de l'établissement de la circonvallation ou du camp de l'armée assiégeante, il forcera également celle-ci à s'étendre outre mesure, ce qui peut être pour elle de la plus dangereuse conséquence, et par l'affaiblissement où par là chaque partie trop peu garnie peut tomber, et par la multiplicité des chances défavorables qu'entraîne ou des prises que donne sur elle une position en proportion de ce qu'elle est étendue (1). »

Ces leçons de Bousmard, devenues classiques en Prusse, ne devaient pas tarder à recevoir une brillante application. Après Iéna et l'effondrement général des forces militaires de la Prusse, les places de Colberg et de Danzig restèrent bientôt dans le Nord comme les dernières épaves de la monarchie prussienne. Danzig tomba à son tour; mais Colberg était encore fièrement debout au traité de Tilsit. C'est qu'à la place du vieux général incapable qui commandait à Colberg, le roi de Prusse avait envoyé le major de Gneisenau, qui avait fait de l'art de la guerre une étude approfondie, mais qui jusqu'alors avait été arrêté par l'esprit de routine et laissé de côté à cause de la nouveauté de ses idées sur la tactique. Gneisenau, devenu depuis une des illustrations militaires les plus populaires de l'Allemagne, fit une défense extérieure des plus remarquables; et s'il est certain que les moyens que Napoléon employa contre Colberg furent moins sérieux que ceux qu'il mit en œuvre devant Danzig, il faut considérer aussi que la garnison de Colberg n'était que de 6,000 hommes (2).

(1) Bousmard. *Essai général de fortification d'attaque et de défense des places* (1799, traduit en allemand de 1800 à 1801).
(2) Napoléon, irrité de l'échec des armes françaises devant Colberg,

Deux ans après, Carnot reprend, en la précisant et en la développant davantage, la question de la défense extérieure depuis longtemps énoncée par lui. « On s'empare, dit-il de tous les postes avantageux qui entourent la place à la portée du canon, afin d'obliger l'ennemi, s'il arrive, à forcer préalablement ces points, ce qui le retarde d'autant, ou à étendre ses lignes et son camp d'une manière démesurée. Enfin il en résulte à l'assiégé plus de temps et de liberté pour exécuter sans inquiétude tous les mouvements, transports de matériaux et travaux avancés qu'exigent les circonstances. Ce temps est très-précieux ; mais il faut que ces postes avancés aient avec la place une communication assurée, parce qu'autrement l'ennemi les couperait ou les enlèverait de vive force. » Et ailleurs : « On ne doit point démolir les faubourgs des places menacées d'un siége. Je regarde au contraire les faubourgs comme des postes avancés qu'on peut défendre très-longtemps, et dont la prise, quand elle a lieu, ne mène pas l'ennemi à quelque chose de bien important. En effet, quel mal peut faire à l'assiégé l'existence d'un faubourg? Je n'en vois pas d'autre que celui d'avancer de quelques jours peut-être l'ouverture de la tranchée et d'abréger un peu la marche des sapes jusqu'à l'établissement de la troisième parallèle.,...

« Que feront quatre jours de plus ou de moins sur les défenses éloignées?..... Mais voyons s'il n'y aurait pas des mesures à prendre pour que non-seulement la conservation du faubourg n'abrégeât pas le siége, mais pour qu'au contraire elle en allongeât considérablement la durée.

---

exigea la destitution de Gneisenau. Étrange coïncidence! Gneisenau, chef d'état-major de Blücher, et que Blücher appelait avec raison *sa tête*, peut être considéré à plus d'un titre comme le vrai vainqueur de Waterloo.

Après Tilsit, Gneisenau fut chargé par le roi de Prusse de réorganiser le corps des ingénieurs.

« Je vois d'abord qu'il n'y a qu'à l'envelopper d'un rempart en terre fort comme les lignes de circonvallation du plus fort profil, et même encore plus considérable. Les habitants du faubourg, intéressés à la conservation de leurs maisons, auront bientôt construit eux-mêmes ce retranchement, et l'on peut croire qu'il sera bien fait (1). Alors, ou l'ennemi attaquera ce rempart ou il le laissera subsister. Dans le premier cas, ce rempart jouera le rôle d'un camp retranché ordinaire ; il faudra que l'ennemi en fasse le siége en règle, après quoi il aura encore celui de la ville à faire ; ainsi, au lieu de perdre trois ou quatre jours sur la défense, on en gagnera au moins quinze. Dans le second cas, le faubourg sera sauvé et servira d'agrandissement à la place, agrandissement toujours utile aux villes assiégées où l'on se trouve toujours trop serré.....

« Beaucoup d'avantages résulteraient d'une semblable disposition. Premièrement, l'établissement des lignes de circonvallation et de contrevallation deviendrait presque impossible, à cause de l'étendue prodigieuse qu'il faudrait leur donner.

« Secondement, ces camps retranchés partiels éloigneraient le bombardement de la ville tellement que l'ennemi ne pourrait plus s'en promettre aucun succès.

« Troisièmement, la garnison pourrait camper au dehors de la place ; on aurait de grands emplacements pour les chevaux, le parquage des bestiaux et la culture des légumes. » (Carnot, de la défense des places fortes) (2).

---

(1) C'est l'histoire du faubourg de Borgerhout d'Anvers auquel Carnot devait, quatre ans plus tard, attacher son nom.
(2) Plus tard, en exil à Magdebourg, Carnot exprimait une idée analogue en voyant planter les massifs de verdure qui entourent la forteresse : « Le séjour des places fortes, dit-il, est généralement peu aimable, parce que le génie regarde comme indispensable de maintenir leurs

L'utilisation des faubourgs pour la défense est une question dont l'importance a toujours été en croissant ; le courant qui entraîne les populations vers les villes est devenu de plus en plus intense, et la saillie de ces sortes de caponnières que les faubourgs projettent dans la campagne a toujours été en augmentant : d'ailleurs ces constructions autour des villes sont souvent massives et se prêtent bien à la défense.

A l'époque où Carnot écrivait son livre, les Espagnols, dans plusieurs des siéges qu'ils soutinrent dans la Péninsule, firent voir quel parti on peut tirer des faubourgs et des constructions massives en dehors des places ; il est vrai que les obstacles de ce genre (couvents, etc.), dont ils disputèrent la possession aux assiégeants, étaient d'une solidité exceptionnelle, peu éloignés de l'enceinte, ne dépassant généralement pas le rayon d'attaque. Saragosse, Astorga, Ciudad-Rodrigo, Valence, nous fourniront plus loin des exemples dignes d'attention. En 1812, les Français renouvelèrent à Ciudad, avec une faible garnison, la défense extérieure de 1810.

Mais si ces siéges d'Espagne ne sont que des exemples de défense extérieure active pour ainsi dire à petite échelle, les principes développés par Carnot devaient bientôt, sur un autre théâtre, recevoir une confirmation éclatante.

En 1813, le général Rapp à Danzig défend vigoureusement les positions et les faubourgs qui environnent la place jusqu'à

approches dans un état complet de nudité..... Les guerres ne se font pas à l'improviste, sans être annoncées par des contestations politiques qui laissent le temps de prendre toutes les mesures de défense nécessaires. Que les citadelles cachent donc leurs briques sous des masses d'arbres et d'arbrisseaux, dont la présence, loin de nuire, dérobera au regard de l'ennemi l'ensemble des ouvrages et l'empêchera d'en faire la reconnaissance pendant les premiers jours du siége. S'il faut en faire le sacrifice, les arbres abattus trouveront leur emploi, ne fût-ce qu'à construire des palissades : on n'a jamais trop de bois..... »

(*Mémoires sur Carnot par son fils.*)

trois ou quatre kilomètres. La relation de cette immortelle défense (1.) est un livre qu'on ne saurait assez relire ; et lorsque le règlement prescrit au ministre de fournir aux archives de toutes les places de guerre un exemplaire des meilleurs ouvrages publiés sur la défense des places (2), certes la relation de la défense de Danzig devrait tenir le premier rang dans cette bibliothèque des gouverneurs.

La fin de l'Empire devait naturellement être marquée par la chute d'un grand nombre de places ; mais vingt années de guerre avaient formé nos généraux à une école où l'offensive était la règle constante, et il s'en trouva parmi eux qui, appuyés sur une place forte, surent prendre une attitude digne de servir d'exemple. Il faut citer Davout et Carnot en 1814, Rapp et Lecourbe en 1815 (3).

Le maréchal Davout, à Hambourg, pendant les rigueurs d'un long hiver, dans un camp retranché improvisé (décembre 1813 — 30 avril 1814), ne cessa pas d'occuper un périmètre de huit à neuf lieues ; il disposait, il est vrai, d'un corps d'armée de 30,000 hommes complétement constitué.

Quant à Carnot, à la nouvelle que les armées alliées passaient le Rhin, il avait écrit à Napoléon une lettre célèbre pour lui offrir le secours « d'un bras sexagénaire » ; et l'Empereur lui avait confié immédiatement le gouvernement d'Anvers. Carnot, qui savait comment on improvise la victoire, fit voir que le système de guerre en masses mobiles, dirigé par le Comité de salut public sur toutes nos frontières

---

(1) D'Artois. *Relation de la défense de Danzig en* 1813.

(2) Règlement sur le service dans les places de guerre. Chap. xxi, § 202.

(3) A Wittemberg (1813-1814) également, les Français occupèrent longtemps des villages et des postes sur la rive droite de l'Elbe ; mais à ce moment la rive gauche était encore libre et le blocus sur l'autre rive n'était qu'intermittent, suivant les allées et les venues des corps français dont l'Elbe était la base d'opérations.

à la fois avec un million de soldats, est également applicable dans un cercle limité et avec une petite garnison. D'ailleurs, dès son arrivée dans la place, il révoqua l'ordre donné par son prédécesseur pour la destruction des immenses faubourgs qui entourent la ville : les Anversois ont gravé leur reconnaissance sur le marbre et donné son nom au riche et populeux faubourg de Borgerhout qu'il sut conserver à ses habitants, tout en le destinant à servir à la défense qu'il projetait.

En 1815, la défense de nos frontières de l'Est fut confiée à l'armée du Rhin, sous les ordres de Rapp, et à l'armée du Jura avec Lecourbe. Appuyés, le premier sur Strasbourg avec 16,000 soldats fatigués que l'énergie seule de leur chef maintenait encore sous les drapeaux, le second sur Belfort avec 15,000 hommes dont un tiers de gardes nationaux, ils firent acheter chèrement à l'ennemi l'investissement de leurs places; et si les événements n'avaient pas amené brusquement la fin des hostilités, c'eût été là un beau début pour la défense de Strasbourg et de Belfort.

Après la longue période de paix qui suit l'Empire, il faut en arriver au siége de Sébastopol pour trouver un bel exemple de défense extérieure. Menacé d'une attaque de vive force par 60,000 hommes se présentant subitement devant le côté sud dont les faibles ouvrages offraient un développement considérable, Sébastopol se trouvait dans une situation critique. « Dans des circonstances aussi difficiles, dit le général de Todleben, l'attention de l'ingénieur dut naturellement se porter sur les moyens d'utiliser le mieux et dans le plus bref délai possible le puissant armement de la flotte qui avait perdu sa destination primitive. Inspiré par ces considérations, le lieutenant-colonel de Todleben procéda au renforcement de la ligne de défense en se fondant sur les bases suivantes :

« Rechercher la position la moins étendue en longueur et

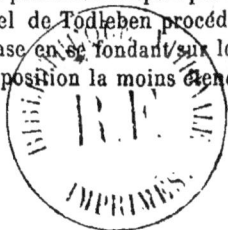

2

la plus rapprochée de la ville, et armer ses points principaux d'une artillerie formidable ; relier ces points entre eux par des tranchées défendues par la mousqueterie ; y établir des batteries séparées, armées chacune de quelques bouches à feu, et concentrer de cette manière sur tous les abords de la ville un puissant feu de front et de flanc , d'artillerie et de mousqueterie, en tâchant de battre, autant que possible, toutes les sinuosités de ce terrain coupé, par le moyen desquelles l'ennemi aurait pu s'approcher de la place occupée par nous. » Ajoutons que l'heureux choix des positions extérieures contribua à prolonger la résistance, concurremment avec les ressources illimitées des défenseurs provenant du non-investissement, et avec les difficultés de la saison et d'un terrain ingrat, défavorable aux assiégeants. Ces positions extérieures sont celles de la Quarantaine, sur le flanc gauche, et celles du Mamelon-Vert et du mont Sapone, sur la droite des assiégeants. Appuyant un de leurs flancs à la mer ou à la grande rade, l'autre flanc à la place, ces camps retranchés empruntaient une grande force au site ; d'un autre côté, débordant les ailes des travaux de l'attaque, ils obligeaient celle-ci à s'emparer d'eux au préalable avant de cheminer contre la place : or ils n'étaient attaquables que de front et par cela même très-solides. En résumé, ce qui caractérise cette belle défense de Sébastopol, c'est l'improvisation des camps retranchés, rapprochés il est vrai de la place, mais puissamment armés.

Cependant, depuis la fin de l'Empire, des idées plus larges sur l'emploi de la fortification avaient cours, à l'étranger d'abord, en France ensuite ; ce mouvement se traduisit par la création de grands camps retranchés, tels que Coblentz, Cologne, Mayence, Ulm, Ingolstadt, Posen, Vérone, Paris, Lyon, etc. En s'élevant ainsi à la hauteur des moyens que la guerre moderne met en action , l'art de fortifier ne faisait qu'appliquer largement l'idée de la défense extérieure active. Malgré les appréciations exagérées et dangereuses (1) auxquelles ont donné lieu les derniers siéges de Metz et de Paris, on est unanime à reconnaître que la défense des camps retranchés doit être essentiellement active et extérieure, et que leur création doit permettre de renouveler sur une grande échelle les belles défenses extérieures du commencement du siècle. Il suffit à cet égard de citer les idées générales qui ont cours sur la constitution des camps retranchés et le rôle qu'ils sont susceptibles de jouer. Ils doivent être constitués :

1° Par une enceinte de sûreté ;

2° Par une enceinte à intervalles, contituée par des forts bien placés, minces, d'un front étendu ; cette enceinte met la ville à l'abri d'un bombardement et doit soutenir l'effort de la lutte suprême si un siége est devenu possible ;

3° Par une ligne d'occupation extérieure poussée en avant des obstacles naturels qui empêchent de déboucher sur un front étendu ; véritable base d'opérations que la défense est toujours prête à franchir pour rayonner autour de la position centrale et écraser en détail les divers corps de l'armée assiégeante, ou sur laquelle elle peut livrer des batailles défensives dans de bonnes conditions. Cette ligne doit être constituée par un nombre très-restreint de forts occupant les clefs des positions (2).

On voit d'après cela que la défense des camps retranchés, ainsi comprise, n'est qu'un cas particulier de la défense active dans lequel la prévoyance de l'ingénieur a occupé à

_____

(1) Brialmont. *Étude sur la fortification des capitales et l'investissement des camps retranchés.*
(2) Général Tripier. *Note sur l'organisation du système défensif de Paris.*

l'avance, par la fortification permanente, les positions extérieures que la place est susceptible de disputer à l'ennemi.

Après ce coup d'œil sur les progrès de l'art défensif, il
faut revenir sur nos pas et mentionner la révolution produite
par les canons rayés et les fusils à longue portée et à tir
rapide, révolution qui fera faire un chemin rapide à l'idée de
la défense extérieure. Nous n'avons pas à examiner ici si ces
armes nouvelles ont été plus favorables, en général, à la défense ou à l'attaque ; mais nous chercherons à établir qu'elles
ont rendu la défense extérieure plus nécessaire et plus importante que jamais, et qu'elles l'ont facilitée. En effet :

1° Aujourd'hui, le danger d'un bombardement immédiat
rend absolument nécessaire l'occupation des positions extérieures ; une attaque brusquée d'artillerie, faite dans un
moment où la place n'a pas encore eu le temps de prendre
les mesures préventives indispensables, entraînerait pour
celle-ci les conséquences les plus désastreuses. — C'est, du
reste, cette crainte du bombardement qui a fait faire une
fortune rapide aux camps retranchés, et a clos toute discussion au sujet de l'opportunité de leur création.

2° Avec les canons rayés et la facilité de transport que
donnent les voies ferrées, la lutte d'artillerie est devenue,
pour les places assiégées, une crise beaucoup plus violente
que jadis ; il est donc de la plus grande importance de retarder l'ouverture du feu des batteries de première période,
et de disputer à l'attaque la zone où ces batteries peuvent
être établies.

3° La somme des premiers travaux qui incombent aujour-
d'hui à la défense est beaucoup plus considérable qu'autrefois ; il est donc indispensable qu'elle gagne le temps
nécessaire pour les exécuter autant que possible à l'abri du
feu de l'attaque et, pour cela, il faut qu'elle tienne l'ennemi
éloigné sur le terrain extérieur.

4° Sous le feu des batteries de l'attaque il faut éviter de laisser l'infanterie accumulée derrière les crêtes de la fortification ou dans les abris de la place; ce serait affaiblir son moral et l'exposer gratuitement à des pertes sensibles. Il faut donc la pousser en dehors des ouvrages, sur le terrain extérieur qu'elle disputera à l'attaque en établissant des contre-parallèles, et en fortifiant les villages et autres obstacles naturels.

La défense extérieure est donc une nécessité qui s'impose aujourd'hui plus que jamais à la défense; mais aussi les canons rayés ont rendu la tâche plus facile. La grande portée des pièces (et sous ce rapport la défense doit toujours pouvoir s'assurer la supériorité), la précision du tir, les grands angles de chute permettant de fouiller tous les plis du terrain extérieur, les grands angles de tir qui rendent le canon indépendant du tracé de la fortification et qui, avec le tir indirect, font concourir aujourd'hui à un même but l'armement d'ouvrages absolument sans liaison autrefois, tous ces éléments font que la place, avec ses canons rayés, commande mieux et plus au loin son terrain extérieur, d'où il résulte qu'elle doit pouvoir l'occuper et le défendre plus facilement.

La campagne de 1870 devait jeter la lumière sur toutes ces questions nouvelles et, malgré la chute rapide de nos forteresses, fournir des enseignements précieux à la guerre de siége.

On peut dire que Verdun et Belfort ont été les seules places où la défense ait cherché à s'appuyer sur le terrain extérieur.

Le siége de Verdun (24 août — 8 novembre 1870) comprend deux phases bien distinctes, dont la première (24 août — 15 octobre) est la période active qui seule nous intéresse ici: elle a été nettement caractérisée dans l'avis du conseil d'enquête sur la capitulation de cette ville: «Le conseil reconnaît que, du 24 août au 15 octobre 1870, le commandant de la place de Verdun a fait preuve de courage, d'habileté et d'énergie, non-seulement en supportant plusieurs bombardements, mais encore en organisant une défense très-active, en faisant exécuter par la garnison, dont il avait su entretenir le moral, des sorties fréquentes, vigoureuses, hardies, dans lesquelles il a souvent fait enclouer les pièces ennemies, détruit les affûts, bouleversé les batteries, enlevé les convois ; qu'il a été très-bien secondé par les troupes et les officiers placés sous ses ordres et par l'artillerie, dont le tir a toujours été très-vivement et habilement dirigé (1). » Le corps assiégeant comptait à la fin 15,000 hommes, dont 2,000 artilleurs, la garnison 4,100 hommes. La garnison avait occupé et disputé à l'ennemi jusqu'au 11 octobre les villages de Thierville et de Belleville, situés respectivement à 1,600 mètres et à 1,200 mètres de la place ; ceux de Jardin-Fontaine, Glorieux et Regret, échelonnés le long de la route de Bar-le-Duc, et dont le dernier est à 2,200 mètres de la citadelle ; les fermes de Saint-Barthélemy et de Constantine, le faubourg de Pavé, etc.

Belfort a été le premier camp retranché soumis à des attaques régulières. Malheureusement, cette place, qui, sous certains rapports, se trouvait dans une situation avantageuse, était d'autre part dans des conditions sérieuses d'infériorité. Ainsi la garnison, suffisante comme effectif, était composée d'éléments sans consistance ; les troupes spéciales faisaient défaut ; les forts les plus importants venaient à peine d'être ébauchés et n'étaient que des ouvrages de fortification passagère ; l'artillerie attelée manquait absolument pour les actions extérieures ; enfin, l'approvisionnement des projec-

(1) Extrait du procès-verbal de la séance du 29 novembre 1871, du conseil d'enquête sur la capitulation de Verdun.

tiles pour canons rayés était insuffisant. Malgré cela, et dès l'apparition de l'ennemi, à la rencontre duquel elle marcha résolûment, la garnison s'établit sur le terrain extérieur, à 2,000 mètres des forts, s'abritant dans les villages et les bois contre le canon des Allemands. Ce ne fut que soixante-cinq jours après l'investissement qu'elle perdit son premier village retranché, Danjoutin, qui avait repoussé plusieurs attaques de vive force et nécessité contre lui l'établissement de véritables batteries de siége. Le village de Pérouse, qui formait le deuxième point d'appui le plus important à l'extérieur, ne put jamais, de l'aveu même des Allemands (1), être occupé sérieusement par eux, parce qu'il était très-bien flanqué par la Justice. Quant aux Perches, ouvrages de fortification passagère créés pendant la guerre et inachevés à l'apparition des Allemands, ils ne furent déclarés intenables que quatre-vingt-dix-huit jours après l'investissement.

De nombreux écrits ont été publiés sur les siéges de 1870 ; mais il en est un qui se recommande entre tous par sa forme didactique et la personnalité de l'auteur, et qui est devenu classique en Allemagne : c'est la conférence faite à Berlin, en mars 1872, par le général-major prince de Hohenlohe (2). Cette brochure est le résumé des idées nouvelles sur la guerre des siéges, et nous ne saurions mieux terminer cet exposé historique qu'en extrayant de cet écrit ce qui y est relatif à la défense extérieure active.

A l'arrivée du corps assiégeant « le défenseur, s'il possède des éléments d'offensive, essaie d'occuper le terrain extérieur aussi loin que possible, afin que l'armement des ouvrages puisse être achevé et perfectionné à l'abri du feu de l'en-

(1) *Archiv für die Artillerie und Ingenieur-Offiziere des deutschen Reichsheeres* (numéro de 1873).
(2) *Idées sur l'attaque des places*. Conférence faite au casino militaire de Berlin, en mars 1872, par le général-major prince de Hohenlohe.

nemi, et il se fortifie sur tous les points du terrain qui s'y prêtent. L'attaquant, de son côté, cherche à le refouler dans l'intérieur des ouvrages ; de là des engagements plus ou moins importants du domaine de la guerre de campagne, qui se terminent par l'investissement de la place ; à ce moment, l'assiégeant occupe les positions que lui offre le terrain, se couvre avec ses pièces de campagne, par des travaux de fortification passagère, et coupe la défense de toute communication avec l'extérieur.

« A quelle distance faut-il choisir ces positions ? Le terrain d'une part, d'autre part la dose d'énergie de la défense fourniront la réponse. Sans doute un assaillant énergique, grâce à sa supériorité numérique, pourrait rejeter la défense dans la ligne de ses ouvrages et, même pendant le combat d'investissement, accepter pour un jour, avec sa nombreuse artillerie de campagne, la lutte contre l'artillerie de la place. Mais les positions ainsi conquises seraient intenables sous le feu rapproché de la place ; les troupes, continuellement sur le qui-vive seraient exténuées, et l'artillerie de campagne aurait vite épuisé ses munitions. Or, généralement, il s'écoulera des jours, et même des semaines, avant qu'on puisse tirer le premier coup de canon de siège. Il faut donc choisir ses positions plus en arrière, en ne laissant que des avant-postes dont les soutiens seront également plus ou moins retirés suivant le terrain.

« Rien n'empêche à ce moment la défense de rejeter ces avant-postes jusque sur la position principale de l'attaque, et de s'établir de nouveau sur le terrain extérieur. L'attaque cherchera à la refouler, d'où une nouvelle série d'engagements, et si la garnison est énergique, il faudra lui céder le terrain jusqu'à une distance telle que les réserves nécessaires pour soutenir les avant-postes de l'attaque ne soient pas en prise à un feu trop efficace de la place. La défense réussira donc à pousser ses avant-postes à 1,000 ou 2,000 pas au delà des ouvrages, pendant que l'assiégeant ne pourra que rarement tenir les siens à moins de 3,000 pas de la place. Bref l'assiégeant restera entre 2,500 et 4,000 pas de la place. »

Cette situation doit pouvoir se prolonger jusqu'à l'arrivée de l'équipage de siége, la construction et l'armement des batteries de première position et l'ouverture de leur feu.

« De l'issue de la lutte d'artillerie du premier jour dépendent les mesures ultérieures à prendre par l'attaque ; mais comme elle est beaucoup plus éloignée qu'autrefois de la place et qu'elle n'a pas par suite une connaissance exacte de la situation de l'assiégé, on ne peut rien préjuger à cet égard. Cependant, si les batteries de première position ont été établies dans de bonnes conditions, elles doivent acquérir sur la défense une supériorité marquée au bout de quelques heures. Pendant ce temps, quelques batteries spéciales contre-battent les positions extérieures de la défense et dirigent surtout leur feu sur les emplacements des soutiens et sur les constructions, etc., où la défense s'est retranchée. L'effet seul de ce feu a quelquefois refoulé la défense dans la ligne de ses ouvrages ; mais généralement il faudra y ajouter la pression des avant-postes. Faut-il engager cette action immédiatement le premier soir, en mettant à profit l'effet produit par ce feu du premier jour, ou bien est-il besoin d'autres mesures préalables ? Faut-il opérer simultanément sur tout le front ou n'engager que des actions partielles ? Faut-il rejeter la défense jusque dans la place ou doit-on se contenter de gagner successivement du terrain de position en position ? — Toutes ces questions dépendent tellement des circonstances du terrain, du moral de la défense et de l'effet produit sur elle par l'ouverture du feu, qu'il est impossible de fixer à l'avance des règles précises. En tout cas, il faut munir les avant-postes d'outils et surtout de pelles ; car à cette distance de la place la terre devient la seule protection sérieuse, et les murs, jardins, haies, broussailles, ne peuvent plus être utilisés que comme des communications abritant contre la vue.....

« Un défenseur énergique se sera assuré, peu avant l'ouverture du feu, à quelles actions il doit se tenir prêt, et il aura choisi des points sur lesquels il démasquera ensuite de nouvelles batteries. Ce jeu sera surtout possible dans une place à forts détachés dont les intervalles fourniront ces emplacements de batteries. D'ailleurs l'attaque, n'ayant qu'une connaissance superficielle de la place, doit toujours s'attendre à voir entrer en action des lignes et des ouvrages qu'elle ne connaissait pas. Dans les deux cas précités, l'attaque pourra, dès le premier jour ou les jours suivants, être amenée à reconnaître l'insuffisance de son premier déploiement d'artillerie...

« Un défenseur énergique, disposant des moyens nécessaires, reparaîtra sans cesse en de nouveaux points en démasquant des pièces nouvelles, obligeant l'attaque à la construction de nouvelles batteries, et saura enrayer ainsi les progrès de celle-ci pendant des jours, des semaines et des mois. Cette sorte d'équilibre, sur lequel repose toute la défense d'après Todleben, le plus illustre défenseur de places moderne, ne sera rompu que parce que l'attaque peut se ravitailler indéfiniment ; autrement elle n'arriverait jamais à commencer le siège. Cette supériorité se traduit par le silence à peu près complet du feu de la place. »

Tel est le rôle considérable que les Allemands assignent aujourd'hui à la défense extérieure active. Quant aux idées françaises, il nous suffira de citer cette phrase écrite à propos de la mémorable discussion sur les fortifications de Paris. « La défense éloignée et active est, ainsi que l'ont démontré plusieurs siéges célèbres, le genre de défense dont on peut attendre les résultats les plus grands (1). »

Enfin, pour terminer, examinons ce que l'on trouve dans notre *Règlement sur le service dans les places*, relativement à la défense extérieure active. Comme il s'agit là d'un règlement sur les devoirs généraux des gouverneurs et nullement de prescriptions didactiques sur la défense des places, on ne doit pas être étonné si l'ordonnance se contente de la seule indication suivante : « Le commandant supérieur défend successivement les ouvrages et les *postes extérieurs* de la place..... » (Titre V, chap. XXIX, § 254.) Nous devons donc accorder le sens le plus large à cette prescription un peu sèche qui renferme implicitement la défense extérieure active.

Il est important aussi, en parcourant ce règlement, de ne pas se méprendre sur la portée du paragraphe relatif aux *détachements*, lequel semble en opposition avec la défense éloignée : « Le commandant d'une place en état de guerre ne peut envoyer de détachements au delà du rayon d'investissement, c'est-à-dire à la distance de 3,500 mètres des crêtes de chemins couverts, que pour les reconnaissances qui importent à la sûreté de la place. Ce service est fait, autant que possible par la cavalerie..... Les détachements sont toujours assez faibles pour que leur absence n'influe pas sensiblement sur la force de la garnison. » (Titre IV, chap. XXVII, § 236.) Abstraction faite du chiffre de 3,500 mètres, rayon d'investissement, qui est certainement suranné, il faut convenir que les termes de ce paragraphe sont à la fois trop absolus et trop vagues, et qu'ils ne sauraient infirmer en rien la saine notion de la défense extérieure (2). L'exemple d'un détache-

---

(1) Rapport fait à l'Assemblée par le général baron de Chabaud-La-Tour, au nom de la commission de l'armée.

(2) Depuis que ces lignes ont été écrites, il a été institué une commission supérieure chargée de réviser la législation relative aux places de guerre.

ment de la garnison de Belfort allant surveiller l'ennemi dans le Haut-Rhin au delà de Mulhouse et rompre, à la dernière extrémité, le viaduc de Dannemarie, montre au contraire que ces sortes de détachements peuvent être le complément nécessaire d'une défense bien entendue.

Après avoir suivi ainsi dans l'histoire le développement de l'idée de la défense extérieure active, nous passerons en revue, dans la deuxième partie de cette étude, quelques-uns des exemples remarquables que nous n'avons fait que mentionner plus haut.

P. 29

Echelle de $\frac{1}{200,000}$

DEUXIÈME PARTIE

ANALYSE DE QUELQUES DÉFENSES EXTÉRIEURES ACTIVES

Mayence (1)

Vers le 1er avril 1793 la place de Mayence était réduite à ses propres forces. La garnison comptait 23,543 hommes ; mais les deux tiers de l'infanterie étaient des volontaires nationaux de nouvelle levée et sans instruction, et les bataillons de ligne, composés en grande partie, de recrues en étaient à peu près au même point. L'armement de la place consistait en cent quatre-vingt-quatre pièces et neuf obusiers. Le corps assiégeant était à peu près double de la garnison ; les pièces de siège commencèrent à arriver dès le 19 avril devant la place.

La ligne d'occupation extérieure des Mayençais. — Les Français occupaient : sur la rive droite du Rhin, Cassel avec le fort de Mars ; sur le Rhin même les îles de Saint-Pierre, Saint-Jean et Doyelheim, d'où l'ennemi eût pu prendre à revers les défenses de Cassel, battre le grand pont de

---

(1) Ouvrages à consulter : maréchal Gouvion Saint-Cyr. *Mémoires sur les campagnes des armées du Rhin et de Rhin-et-Moselle.*
Augoyat. *Aperçu historique sur les fortifications, les ingénieurs et le corps du génie en France.*
Musset-Pathay. *Relations des principaux siéges faits ou soutenus par les armées françaises depuis 1792.*
Carte de Reymann au 1/200000.
Les pièces originales sont : la relation du général français Doyré.
La relation de l'adjudant général prussien Leipziger.

communication sur le Rhin, ainsi que les écluses de Zahlbach et détruire les moulins de la garnison amarrés sur le
fleuve; sur la rive gauche, Dahlheim, Zahlbach et Weissenau. Ce dernier village est à 1,500 pas de la place ; mais il
est appuyé au Rhin, et l'on y arrivait par la berge basse du
fleuve, formant comme une caponnière couverte contre les
vues de la rive gauche et soutenue par les bâtiments de la
Favorite et de la Chartreuse. Pendant le cours de la défense,
la garnison construisit une flèche derrière la Chartreuse.

Mais les Français commirent la faute de laisser à l'ennemi
Gustavsburg, d'où l'on pouvait aussi bien battre le Mayn vers
Kostheim que le Rhin vers Weissenau et Cassel. « Par l'occupation de Gustavsburg, dit le maréchal Gouvion Saint-Cyr,
le système de défense de Mayence eût été complet, et l'ennemi aussi éloigné sur ce point de la place que sur les autres. Plus tard on en a senti l'importance, mais il n'était
plus temps ; les tentatives pour le reprendre ont échoué. »

La défense extérieure jusqu'à l'ouverture de la parallèle.
— Le 10 avril l'ennemi se rapproche de la place. Dans la
nuit du 11, les Français, au nombre de 14,000, font, sur la
rive droite, une sortie qui se termine par une panique ; cette
opération aurait dû être exécutée de jour.

Le 14 l'ennemi resserre l'investissement. La ligne de ses
avant-postes, appuyée à droite et à gauche au Rhin, passe
devant Laubenheim, derrière Sainte-Croix, devant Hechts-
heim et Marienborn, derrière Bretzenheim, à Gonsenheim et
Budenheim. Sur tout ce développement les Impériaux commencent la construction d'une puissante ligne à intervalles,
formant contrevallation, à laquelle ils travaillent pendant
deux mois.

A partir de ce moment jusqu'à l'ouverture de la parallèle,
la lutte se concentre, sur la rive droite, autour de Kostheim,

et sur la rive gauche sur le front Weissenau-Bretzenheim.

Kostheim est l'objectif de Meunier, le commandant de Cassel. Maîtresse de ce village, la défense pouvait ressaisir Gustavsburg, s'étendre sur la rive droite du Rhin et prendre sur la rive gauche des revers tellement puissants qu'ils eussent enrayé absolument les attaques. Meunier s'empare de Kostheim et relie le village à Cassel par des lignes de contre-approches appuyées au Mayn et à un marais. Il tourmente l'ennemi par des sorties incessantes; ce sont les attaques de nuit qu'il affectionne particulièrement. Dans la nuit du 28 avril, les Français, sortis de Cassel, se portent sur Kostheim, puis se jetant vers le flanc gauche des batteries de Gustavsburg, ils les enlèvent, emportent une pièce et en enclouent douze autres. Kostheim est tour à tour perdu et repris. Mais, pour opérer plus sérieusement contre Gustavsburg et l'envelopper en quelque sorte, Meunier essaye de s'emparer des îles de l'embouchure du Mayn. Déjà il est maître de l'île de Mars et fait des attaques incessantes contre l'île de Bley, lorsqu'il est blessé mortellement, le 5 juin.

Sur la rive droite du Rhin, les Français disputent à l'ennemi les deux villages de Weissenau et de Bretzenheim, qui embrassent le front d'attaque. Ils établissent une flèche derrière la Chartreuse, pour assurer la communication de Weissenau avec le fort Saint-Charles, et ils éclairent le vallon de Zahlbach par des retranchements qu'ils élèvent sur les hauteurs. Weissenau est évacué le 18 avril, sous le feu de revers des batteries de Gustavsburg. Mais les sorties continuelles des Mayençais, qui vont jusqu'à tenter d'enlever le quartier général ennemi de Marienborn, arrêtent longtemps encore les progrès de l'attaque.

Dans la nuit du 18 juin seulement, après avoir enlevé la flèche de la Chartreuse, l'ennemi ouvre une parallèle, dont le centre est à 1,000 mètres et les ailes à plus de 1,600 mètres de la place.

En résumé, du 10 avril au 18 juin, grâce à l'attitude offensive de la garnison, l'attaque avait été amenée à construire une puissante contrevallation, et ses avant-postes avaient été maintenus à 1,500 mètres de la place. Il y avait deux mois que les premières pièces de siége étaient arrivées devant la place.

Jugement du maréchal Gouvion Saint-Cyr. — « Le siége de Mayence est un des événements de cette guerre mémorable qui peut offrir le plus d'instructions sur la meilleure méthode de défendre les places fortes. Il y eut parmi les membres influents du conseil de défense deux systèmes qui furent vivement discutés. L'un, conforme à l'ancienne école, et qui avait pour lui le général Doyré, consistait à se défendre derrière les ouvrages de la place, en tirant d'eux les principaux moyens. L'autre, qui était celui de Meunier et qui comptait beaucoup de partisans, consistait à tirer ses principales forces de l'activité et du courage des troupes, en les portant de préférence hors de l'enceinte, non-seulement de la place, mais des ouvrages avancés, au moyen de sorties multipliées, et protégeant leur retraite avec les ouvrages et l'artillerie de la place. Ces deux systèmes ont été essayés et ont prédominé tour à tour, selon les circonstances, jusqu'à la mort de Meunier, après laquelle on voit que l'opinion de Doyré prit définitivement le dessus..... A la suite d'un long blocus et d'un mois de siége, l'ennemi n'était arrivé que sur le terrain où il devenait périlleux pour lui de le continuer ; et l'on pourrait dire que ce siége a fini au moment où il ne faisait que commencer. »

Gênes (1)

(5 avril — 5 juin 1800.)

L'armée d'Italie, sous les ordres de Masséna, occupait un front de soixante-dix lieues, de Gênes au mont Cenis. L'aile gauche, avec Thureau, comptait 7 à 8,000 hommes ; le centre, avec Suchet, 12,400 hommes ; la droite, avec Soult, 17,820 hommes. Masséna, en arrivant à Gênes, le 11 janvier 1800, eut à reconstituer l'armée, en complète dissolution au milieu d'un pays désolé par la maladie et la famine, et où l'insurrection éclatait de toutes parts. La population de Gênes, de 75,000 habitants, commençait à s'agiter.

En défalquant les indisponibles et les garnisons de Savone, de Gavi, de Gênes, avec les forts de Richelieu et du Diamant, l'aile droite de l'armée n'avait que 14,000 hommes disponibles pour tenir la campagne. La ligne qu'elle occupait mesurait près de vingt lieues le long de la mer, de Recco à Savone et Vado ; sur les hauteurs, elle s'étendait par San-Alberto, Scofera, Torriglia, Molinetto, Casella, Borgo-Fornari, Voltaggio, Masone, Sassello, Montenotte et Cadibona. Les passages les plus importants à surveiller étaient ceux de Cadibona et de la Bocchetta, seuls praticables pour l'artillerie.

Les opérations depuis l'ouverture des hostilités jusqu'à l'investissement. — Le 5 avril, la flotte anglaise vient bloquer

---

(1) Ouvrages à consulter : *Journal des opérations militaires et administratives des siége et blocus de Gênes,* par le lieutenant général baron Thiébault.
Mémoires de Masséna, par le général Koch.
Histoire du consulat et de l'empire, par Thiers.
Atlas, idem.

3

Gênes du côté de la mer, et 70,000 Autrichiens font une attaque générale par les hauteurs. Après trois jours de combats, les Français conservent le monte Faccio, à l'est de Gênes, le col de Scofera et la Bocchetta au nord ; mais à l'ouest, où ils sont en flèche à dix lieues de Gênes, ils perdent le col de Cadibona et sont obligés de se retirer sur Varaggio. Les Autrichiens occupent la Stella et bloquent Savone.

Mais Masséna se décide à refaire sa jonction avec le centre de l'armée d'Italie, en laissant 3 à 4,000 hommes à la garde de Gênes, Une expédition aussi lointaine peut paraître téméraire à l'excès ; mais il faut compter que l'on s'éloignait dans une sorte de caponnière appuyée d'un côté à la mer, de l'autre à des montagnes traversées par un nombre restreint de passages, et que d'ailleurs le terrain fortement accidenté rachetait, pour des troupes audacieuses, l'infériorité du nombre. Les chances d'être coupé de la place n'étaient donc pas aussi grandes qu'on pourrait le croire, tandis qu'on pouvait espérer occuper les hauteurs de Montenotte et trouver les Autrichiens divisés.

Masséna sort de Gênes avec 8,200 hommes, sur deux colonnes, la colonne de droite (6,000 hommes) sous le commandement de Soult, la colonne de gauche (2200 hommes) aux ordres du général en chef. Mais Soult se laisse entraîner à l'attaque d'une colonne autrichienne qui cherche à déboucher par Aqua-Santa sur Voltri. Cette journée fait perdre aux Français le bénéfice de la surprise : 25,000 Autrichiens les attendent sur le Montenotte retranché. Masséna livre une série de combats acharnés entre la ligne Varaggio-Sassello et la ligne Savone-Hermetta, qu'il ne parvient pas à dépasser. Suchet, pendant ce temps, cherche à forcer le revers opposé des hauteurs. Le 20, Masséna ramène l'aile droite de l'armée d'Italie à Gênes, après avoir livré combat à Voltri. Dans cette campagne de dix jours, où les hommes mouraient de faim; on avait tué ou blessé 4,000 hommes à l'ennemi, pris cinq pièces de canon et fait 5,000 prisonniers.

Pendant ce temps, le général Miollis, laissé à la garde de Gênes avec 3 à 4,000 hommes, avait bravement occupé l'extérieur, au lieu de se renfermer derrière ses forts. Il y eut des actions meurtrières à Borgo-di-Fornari, à Busalla, aux cabanes de Marcarolo, à Torriglia, à la Bocchetta, à Campo-Marone, au monte Faccio, au monte Rati et en avant du fort du Diamant. Partout, excepté dans le dernier de ces combats, c'étaient les Français qui avaient attaqué; ils avaient fait 700 prisonniers et mis hors de combat un nombre d'hommes trois fois supérieur à leur propre effectif.

Positions de Masséna au moment de l'investissement. — Il restait à Masséna 9,400 hommes pour lutter contre les 25,000 Autrichiens que Mélas laissa avec Ott devant Gênes. Les troupes furent réparties comme il suit :

4,300 hommes de l'embouchure de la Sturla à Gavetto, couvrant le fort de Richelieu et se reliant avec celui de l'Éperon ; 3,500 hommes défendant le fort du Diamant, les Deux-Frères, l'Éperon, la Tenaille et la Polcevera, depuis San-Pietro d'Arena jusqu'à Rivarolo qui se reliait aux Deux-Frères ; 1,600 hommes en réserve à Gênes. En ajoutant à cette ligne le bord de la mer, entre la Sturla et le Bisagno d'un côté, et entre la Polcevera et le port de l'autre côté, on trouve un développement total de six lieues ; cela faisait un homme par deux ou trois mètres courants ! Néanmoins on reproche à Masséna, et peut-être avec raison, de n'avoir pas occupé la position de la Coronata, sur la rive droite de la Polcevera.

Ajoutons que l'armement des forts était incomplet, que le fort de Quezzi était à peine commencé, et celui de Saint-Tècle en si mauvais état qu'on ne l'occupa même pas.

Les opérations pendant le blocus. — Le blocus commence au 21 avril et finit au 5 juin. Jusque vers le milieu de mai, Masséna a une attitude constamment offensive ; ce n'est que lorsque sa garnison, épuisée par la famine et les combats, est réduite à 2,500 combattants valides, qu'il se résigne à la défensive, tout en se maintenant sur l'immense ligne que nous venons de décrire.

Le blocus est marqué·surtout par deux opérations saillantes : la tentative des Autrichiens contre la ligne Albaro-Quezzi-Deux-Frères, qui leur était nécessaire pour établir des batteries contre Gênes ; et la grande sortie des Français qui emportent la ligne Nervi-Monte-Faccio. Dans la première action, les Autrichiens, après avoir pénétré dans le camp retranché et occupé le fort de Quezzi, sont ramenés par Masséna qui engage jusqu'au dernier homme de sa réserve ; l'ennemi perd 4,000 hommes dont 1,900 prisonniers. Dans la deuxième, les Français se maintiennent pendant deux jours sur les positions conquises à quatre kilomètres en avant de leurs lignes ; les Autrichiens perdent 3,500 hommes et des vivres.

Masséna, en retenant les Autrichiens autour de Gênes et en obligeant Mélas à faire un détachement de 25,000 hommes, contribua puissamment au succès de la campagne de Marengo.

Colberg (1)

(1er avril — 2 juillet 1807.)

Vers la fin de mars 1807, les Français investissaient

(1) Ouvrage à consulter : *Spectateur militaire*, septembre 1842, *Relation de la défense de Colberg*, par le colonel du génie prussien Brese.

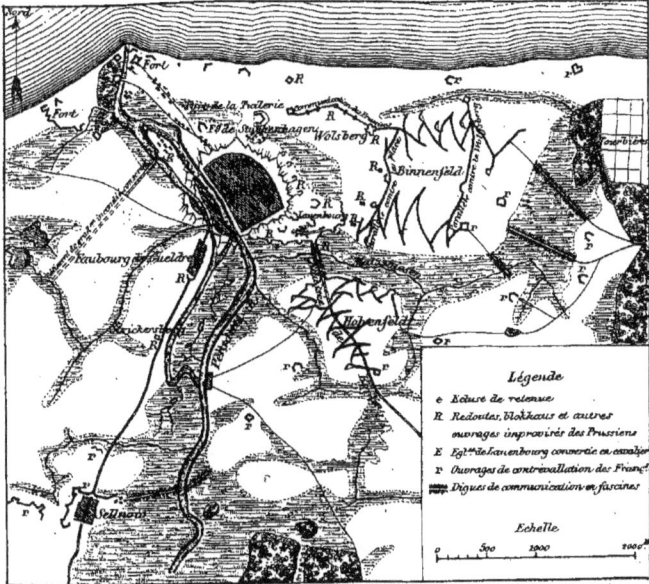

Légende

e Écluse de retenue

R Redoutes, blockhaus et autres
ouvrages improvisés des Prussiens

E Eglise de Lauenbourg convertie en cavalier

F Ouvrages de contrevallation des Français

Digues de communication en fascines

Échelle

0   500   1000   2000

Imp. Monrocq, Paris.

Colberg du côté de la terre. Ils se retranchèrent sur la rive gauche de la Persante, dans le village de Sellnow, et occupèrent la rive droite par une ligne de redoutes. Le 19 avril, le major de Gneisenau, nommé gouverneur, arriva par mer dans la place avec des renforts portant la garnison à 6,000 hommes. La belle défense extérieure par laquelle Gneisenau sauva Colberg devait être l'origine de sa fortune militaire.

La garnison avait occupé le Binnenfeld, la chaussée de Körlin, qui débouche dans le Hohenfeld, et construit, sur la rive gauche de la Persante, la redoute du Strickersberg. C'est le lieu de remarquer ici que la Persante, l'inondation des Matzwiesen et la mer divisent le terrain extérieur de Colberg en secteurs bien définis sur lesquels la garnison peut s'étendre sans crainte d'être tournée, disposition qui favorise beaucoup la défense extérieure.

Le terrain de l'attaque était le Binnenfeld et accessoirement le Hohenfeld. Gneisenau fit construire sur le monticule de Wolfsberg, qui est à 1,500 pas de la place et qui découvre tout le Binnenfeld, une redoute avec trois blockhaus aux saillants et un blockhaus-réduit ; les parapets avaient 2m.50 de relief et 4 mètres d'épaisseur; les fossés 3 mètres de profondeur. Bien que les ouvriers, les moyens de transport, les bois, etc., fissent défaut, l'ouvrage était à peu près terminé du 5 au 17 mai, au milieu d'alertes et d'escarmouches incessantes. Pour appuyer le Wolfsberg, les Prussiens entreprirent à droite du fort la construction de deux blockhaus espacés d'environ 500 pas, et d'un troisième dans les jardins du faubourg de Lauenbourg pour assurer les communications. L'église massive du faubourg fut convertie, au moyen d'un remblai extérieur, en une batterie de deux pièces enfilant la digue de Körlin ; bientôt cette digue elle-même fut occupée par un blockhaus, et la lisière des jardins du faubourg défendue par une tranchée.

Les Français, pour s'établir sur le Binnenfeld, durent construire des digues-chaussées à travers les Matzwiesen et les assurer par des redoutes contre les avant-postes du Wolfsberg.

Le 17 mai, à 10 heures 1/2 du soir, 2,000 Français, sur plusieurs colonnes, enlèvent le Wolfsberg et sa garnison de 160 hommes avec deux bouches à feu. Mais à minuit, Gneisenau fait reprendre le fort par un bataillon de grenadiers: ceux-ci s'avancent en ligne déployée, les ailes renforcées, enveloppent le fort et y pénètrent par la gorge à la suite des défenseurs de la contrescarpe. Ce coup de vigueur coûte aux Français 10 officiers et 600 hommes, aux Prussiens 2 officiers et 250 hommes.

Dès ce moment, la garnison termine solidement la redoute du Wolfsberg, y place huit canons et un obusier, et établit, pour arriver à couvert à sa gorge, une caponnière appuyée par deux petites redoutes espacées de 350 pas et situées à 900 pas du fort. L'assiégeant, renonçant aux attaques brusquées, va faire au Wolfsberg les honneurs d'une attaque régulière ; il chemine en même temps sur le Hohenfeld contre la chaussée de Körlin.

Dans la nuit du 26 mai, les Français ouvrent, à 1,200 pas du Wolfsberg, une parallèle dont la longueur est successivement portée à 2,000 pas pour embrasser le blockhaus à droite du fort. Gneisenau fait établir, le 3 juin, un troisième blockhaus à droite du fort pour couvrir directement le faubourg de Lauenbourg. Sur les points culminants des jardins de ce faubourg il fait construire trois petites flèches à flanc ; en même temps, au pied des glacis des fronts attaqués, il fait creuser des espèces d'as de pique semi-circulaires, avec communication en arrière aux saillants du chemin couvert. Contre la droite des attaques il fait mettre en état le vieux fort de la Tuilerie, en avant du faubourg de Stubbenhagen.

C'est ainsi que, par sa défense extérieure, Gneisenau s'était ménagé le loisir de préparer la défense rapprochée.

Le 11 mai, les cheminements français étant arrivés à 400 pas du Wolfsberg et le fort étant devenu intenable sous le feu de l'artillerie, la garnison l'évacue suivant convention avec l'assiégeant, en emportant les armes, les bagages, les canons et les munitions. Le premier blockhaus de droite est également abandonné et incendié.

Les Français cherchent à se relier avec le fort conquis; mais le 14 juin, à dix heures du soir, Gneisenau fait reprendre le fort par deux bataillons : la garnison (1 colonel, 6 officiers, 245 hommes et un canon) est faite prisonnière. Les Prussiens avaient pénétré cette fois dans la tête du fort par les tranchées françaises pendant que les Français bordaient les parapets du côté de la place. Le lendemain matin, à sept heures, les Prussiens, sous le feu de l'attaque, abandonnent le fort; ils se retirent en ordre dispersé pour se rallier plus en arrière.

Le 16 juin, Gneisenau, pour diviser les forces et l'attention de l'attaque, dirige le soir deux sorties, fortes chacune de 1,000 hommes, l'une contre Sellnow, à 2,700 pas de la porte de Gueldre, l'autre contre les approches du Hohenfeld. La sortie contre Sellnow emporte les retranchements et le village et passe par les armes ou fait prisonnière la garnison. La sortie contre le Hohenfeld enlève les tranchées et une batterie de six pièces, qu'elle encloue faute d'attelages pour l'emmener. Les deux sorties se retirent en bon ordre.

Le 19 juin, Gneisenau veut de nouveau enlever le Wolfsberg. A cinq heures du soir, le bataillon des grenadiers qui a attaché son nom à la redoute (*Grenadiersschanze*) franchit les parapets, mais ne peut en rester maître; le bataillon est presque entièrement détruit et perd 400 hommes. Le Wolfsberg était définitivement perdu, mais il avait retardé de quarante-quatre jours les attaques contre la place.

Le 27 juin les Français ouvrent une parallèle entre le Wolfsberg et les Matzwiesen, à 800 pas de la ligne des faubourgs et à 1,500 pas de la place. La garnison évacue les deux derniers blockhaus à doite du Wolfsberg, en les incendiant et en ramenant leur artillerie.

Le 2 juillet la paix de Tilsit vient assurer la délivrance de Colberg et la conservation de la place à la Prusse.

Saragosse

(20 décembre 1809 — 20 février 1810.)

Saragosse, appuyée au nord à l'Ebre, était couverte à l'est par la Huerba et à l'ouest par un mur non terrassé de 3 mètres de hauteur. L'enceinte était protégée par le château de l'Inquisition, les couvents des Capucins, de Santa-Engracia, de Sainte-Monique et de Saint-Augustin. Les Espagnols avaient crénelé toutes ces constructions et creusé un grand fossé devant le front ouest. La rive doite de la Huerba était couverte par le couvent de Saint-Joseph et par un ouvrage formant tête de pont. Comme position avancée, les Espagnols occupaient la ligne du canal d'Aragon et le monte Torrero à environ 1,500 mètres de la place. « Là ils construisirent sur le plateau de Buena-Vista un grand ouvrage en forme de bonnet de prêtre, armé d'artillerie et palissadé. Cet ouvrage était avantageusement situé pour enfiler cette ligne des deux côtés et pour balayer les hauteurs voisines. Le pont d'América sur le canal fut coupé, et l'on construisit une batterie en arrière. A l'extrême gauche on barricada l'arche du pont-aqueduc construit dans la vallée pour le passage du

canal (1). » Sur la rive gauche de l'Ebre le faubourg de
l'Artabal fut retranché pour servir de tête de pont ; enfin quelques chaloupes canonnières flanquaient les abords de la ville
et du faubourg.

La garnison se composait de 35 à 40,000 hommes, dont
8 à 10,000 anciens soldats et 2,000 cavaliers, et de
15,000 paysans armés et fanatisés. Il y avait en batterie plus
de 200 bouches à feu. L'armée assiégeante s'élevait à
35,000 hommes ; l'équipage de siége était de 60 bouches à feu.

Dans la nuit du 21 au 22 décembre les Français construisirent, sur la hauteur qui domine le monte Torrero, une batterie sous le feu de laquelle l'attaque fut entamée le matin. La
position du monte Torrero fut enlevée de vive force par deux
colonnes, dont l'une la tourna par la gorge. Après cette attaque brusquée il fallut commencer le siége en règle.

Ainsi ce siége nous offre un exemple de position extérieure
avancée qui tomba dès le premier jour parce qu'elle était
mal couverte sur ses flancs et mal reliée à la place. Il faut
mentionner aussi le grand parti que les Espagnols surent
tirer de la défense des maisons ; si bien que vers la fin le maréchal Lannes défendit expressément, par un ordre du jour,
toute attaque de vive force qui n'aurait pas pour but de cheminer pied à pied de maison en maison.

Astorga

(21 mars — 22 avril 1810.)

La petite ville d'Astorga (4,000 habitants) était entourée
d'un simple mur ; la garnison était de 3,000 hommes. Les

(1) Ouvrage à consulter : Belmas. *Journaux des siéges faits ou soutenus par les Français dans la Péninsule de 1807 à 1814.*
Atlas de l'*Histoire du consulat et de l'empire*, par Thiers.

Espagnols avaient retranché le faubourg de Reitibia, formant
à l'ouest une saillie de 400 mètres sur l'enceinte, et y avaient
placé 500 hommes et deux pièces de 3. Ils gardaient aussi par
des postes le faubourg de Puerta-Rey, formant au nord avec le
couvent de Santo-Domingo une saillie de 500 mètres, le faubourg San-Andrès, formant à l'est une saillie de 400 mètres, et
le couvent de Santa-Clara à 500 mètres au sud. Les faubourgs
furent défendus par les Espagnols et brûlés par eux à mesure
qu'ils se retiraient.

Ce siége montre que, même avec une faible garnison, on
peut occuper utilement les faubourgs d'une place et les défendre pied à pied.

Ciudad-Rodrigo

(25 avril — 10 juillet 1810.)

Les remparts de Ciudad-Rodrigo étaient dans un état mé-
diocre de défense; en revanche l'armement était bon. La garnison s'élevait à 5,000 hommes de troupes plus ou moins régulières, mais dont 3,500 seulement étaient réellement disponibles.

« Le gouverneur fit entourer d'ouvrages en terre le grand
faubourg de San-Francisco, qui couvrait les abords de la ville
sur la route de Salamanque, et fit retrancher les couvents de
San-Francisco, de Santo-Domingo et de Santa-Clara, pour
servir d'appui à ces ouvrages. Le couvent de la Trinité, trop
rapproché de la place pour servir à la défense, fut rasé. Du
côté opposé de la ville, le couvent de Sainte-Croix fut aussi
retranché, et l'on démolit la partie de ce couvent qui faisait
face à la place (1). »

(1) Ouvrage à consulter : Belmas. *Journaux des siéges faits ou soutenus par les Français dans la Péninsule de 1807 à 1814.*

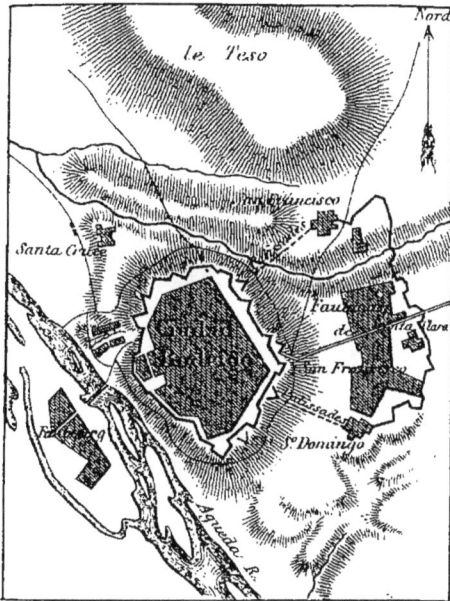

le Teso

Nord

San Francisco

Santa Cruz

Ciudad Rodrigo

Faub.
de S.ta Clara

San Francisco

Fauba

S.o Domingo

Trinidad

Agueda R.

Echelle

0   100   200   300   400   500 Mètres

Pendant le mois de mai, les troupes légères de la garnison cherchèrent à inquiéter par de fréquentes attaques les camps des Français, lesquels n'avaient encore ni les forces ni le matériel nécessaires pour commencer le siége. Du 30 mai au 3 juin la garnison défendit les moulins au bord de l'Agueda et le terrain en avant des faubourgs, avant de s'y retirer définitivement. Le 5 juin seulement l'investissement fut complet; les Français comptaient 28,098 hommes, et l'équipage de siége leur arriva le 11 juin.

Le 6 juin la garnison tenta un retour offensif sur un des moulins de l'Agueda.

Dans la nuit du 15 au 16 juin, la première parallèle fut ouverte sur le Teso, à 500 mètres de la place; mais les couvents et les faubourgs sur les flancs des attaques restèrent occupés, et il fallut cheminer contre eux. Dans la nuit du 24 au 25 juin, l'attaque arma six batteries qui ouvrirent le feu au jour avec quarante-six pièces. Le couvent de Sainte-Croix ne fut pris que dans la nuit du 25 au 26 juin, celui de Saint-François dans la nuit du 1er au 2 juillet, le faubourg de Saint-François et le couvent de Sainte-Claire dans la nuit du lendemain, le couvent de Santo-Domingo dans la nuit du 4 au 5 juillet.

En résumé, les Espagnols utilisèrent les faubourgs et les grands bâtiments extérieurs qui prenaient en flanc le terrain des attaques; ils purent s'y maintenir en partie vingt jours après l'ouverture de la première parallèle et huit à dix jours après l'ouverture du feu des batteries rapprochées de l'attaque. On peut remarquer que le faubourg de San-Francisco, avec ses lignes en terre, constituait un véritable camp retranché à la Vauban.

En 1812 (7 janvier—20 janvier), les Français, quoique 1,800 seulement contre les 40,000 hommes de Wellington, défendirent également les faubourgs de Ciudad-Rodrigo avec leurs retranchements, qui avaient été conservés, plus une lunette qui avait été établie sur le Teso.

Valence

(24 décembre 1811 — 9 janvier 1812.)

Une armée espagnole de plus de 30,000 hommes avait pris une position défensive sur la rive droite du Guadalaviar, en s'appuyant sur la grande cité de Valence, qui renfermait 400 canons. « Les canaux dérivés du Guadalaviar pour l'irrigation de la plaine de Valence formaient des lignes multipliées de défense naturelles, d'autant plus redoutables que leur largeur et leur profondeur en rendent le passage difficile. Au point où ils commencent à se ramifier en se séparant de la source commune, à une lieue et demie de Valence, se trouve le village de Manisès. Il avait été fortifié et il était devenu, par les retranchements dont en l'avait entouré, ainsi que le village de Quarte et l'ermitage de Saint-Onofre, la tête de tous les ouvrages défensifs de Valence. La ligne s'étendait de là vers Mislata et jusqu'à la ville. Les mêmes travaux avaient été exécutés en aval, depuis le pont de la mer et le mont Olivete jusqu'au lazaret et à l'embouchure du Guadalaviar. Tous ces retranchements étaient garnis de troupes et d'artillerie. La cavalerie espagnole occupait Aldaya et Torrente, pour couvrir la gauche de l'armée et l'empêcher d'être tournée (1). » La ville, indépendamment des défenses

---

(1) Ouvrages à consulter : maréchal Suchet. *Mémoires sur ses campagnes en Espagne depuis* 1808 *jusqu'à* 1811, Un atlas.
Belmas. *Journaux des siéges faits ou soutenus par les Français dans la Péninsule de* 1807 *à* 1814.

Faubourg
de Serranos
Fte de Quart
Guadalanier
Grao
Mirlata
Fte de Russa
Nazaret
Fte de S Vincent
Mt Olivete
Quarte
Onofre
Aldaya
Torriente
Lac d'Albu

Echelle

0   3 Lieue de
                      marche

de son enceinte, avait été entourée d'un vaste camp retranché renfermant les trois faubourgs de Ruzafa, de Saint-Vincent et de Quarte : c'était une forte ligne continue de bastions, de redans et de crémaillères d'un dévéloppement total de plus de 8,000 mètres. Les Espagnols occupaient aussi le faubourg de Serranos, sur la rive gauche ; deux des cinq ponts qui traversent le fleuve avaient été coupés, les trois autres couverts par des têtes de pont.

Le maréchal Suchet arriva en vue de la place le 3 novembre 1811, avec 15,000 hommes. Voulant s'assurer du moins avec ce faible corps la possession de la rive gauche du Gualadaviar, il s'empara du faubourg de Serranos, que les Espagnols défendirent pied à pied, et fit occuper Grao pour interdire aux Valençais la communication de la mer.

Le 24 décembre seulement le corps de siége se trouva porté à 33,818 hommes et 2,644 chevaux. Pour cerner la place, il s'agissait de passer le Gualadaviar devant l'armée ennemie et d'attaquer celle-ci dans ses retranchements. Pour cela deux attaques furent dirigées en amont et en aval de la ville, l'une sur Mislata, l'autre vis-à-vis de Grao, pendant que l'aile droite de l'armée, passant le fleuve au-dessus de Manisès, devait décrire une grande conversion par Manisès, Aldaya et Torrente, pour venir fermer le cercle sur le lac d'Albuféra. L'opération réussit : les Espagnols ne tinrent pas dans leur position de Manisès, où ils risquaient d'être cernés ; une partie s'éloigna de Valence. Le 26, l'investissement était complet et le corps de siége campait à 1,200 mètres du camp retranché, où 20,000 hommes étaient enfermés. Le camp retranché fut attaqué simultanément par ses deux points les plus faibles : les saillants d'Olivete et de Saint-Vincent. La ligne et les faubourgs tombèrent en moins de huit jours.

Nous avons cité le siége de Valence, parce qu'il offre un

exemple remarquable de deux dispositions vicieuses qu'il est essentiel d'éviter dans la défense extérieure :

1° En s'étalant sur une ligne mince de trois lieues de longueur, dont une des extrémités (Manisès) n'avait pas de retraite assurée sur la place, les Espagnols s'exposaient à voir tomber d'un coup leur système de défense, dès que la ligne serait tournée et prise à revers par le passage du Guadalaviar en amont de Manisès. D'ailleurs la ligne faillit être percée de front à Mislata.

2° En s'enfermant ensuite dans la *ligne continue* d'un camp retranché, les Espagnols s'interdisaient gratuitement toute défense active.

Ces deux fautes, d'un caractère tout à fait distinct et opposé, précipitèrent la chute de cette place, qui était cependant défendue par une nombreuse garnison.

Danzig (1)

(21 janvier — 29 novembre 1813.)

Le 12 janvier 1813, au moment où le général Rapp, à Danzig, allait perdre ses communications avec le reste de l'armée française, sa garnison comprenait environ 35,000 hommes de vingt nations différentes, et dont 9,000 au plus étaient valides et disponibles. Les forces des Russes étaient insuffisantes, il est vrai, pour une attaque immédiate et consistaient surtout en cavalerie.

Le chiffre des combattants de la garnison n'arriva jamais à 17,000; il était de 12,900 à la fin de la défense extérieure

(1) D'Artois. *Relation de la défense de Danzig en* 1813.

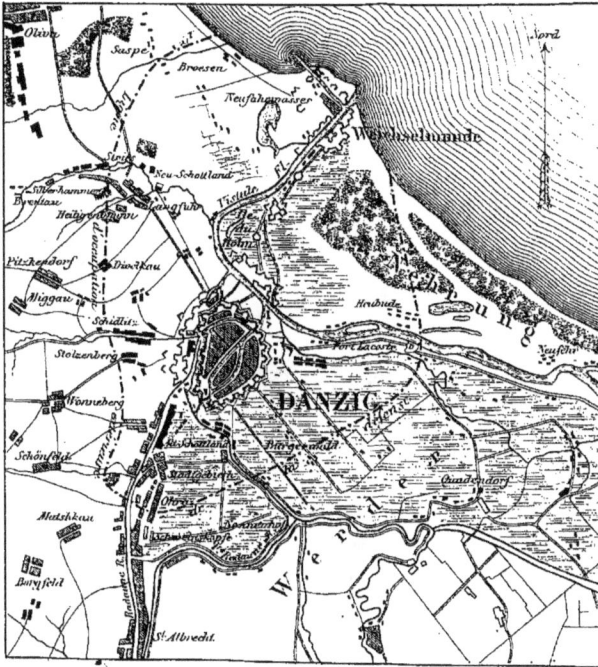

P. 46

DANZIC

Echelle

Imp. Monrocq, Paris.

et de 6 à 7,000 au moment de la capitulation (29 novembre). Rapp à ce moment avait perdu 19,392 hommes par le feu et les maladies. Quant au corps de siége, il comptait 30,000 hommes au mois de mai, 50,000 au mois d'octobre.

Dès la fin de janvier la défense avait mis 500 pièces en batterie; les Russes ne démasquèrent de pièces de gros calibre que dans les premiers jours de septembre.

Le 21 janvier, quand l'investissement fut complet, la ligne russe passait par Oliva, Silber-Hammer, Pitzkendorf, Miggau, Wonneberg, Schoenfeld, Schweinskoepfe et Neufehr. La chaîne des postes français s'étendait par Broesen, Saspe, Neu-Schottland, Stries, Langfuhr, Heiligenbrunn, Schidlitz, Stolzenberg, Ohra, Bürgerwald, quelques maisons en avant du fort Lacoste et Heubude dans le Nehrung.

Il est facile de se rendre compte de l'étendue de ces lignes comparée à celle de la place. Si de la cathédrale de Danzig comme centre, avec un rayon de 1,500 mètres, on décrit une circonférence, on rencontre à peu près les saillants de la place et des lunettes avancées du front des hauteurs (seul front abordable quand l'inondation est tendue et n'est pas rendue illusoire par les glaces). Mais le développement réel de fortifications à surveiller par la garnison était de trois lieues, en y comprenant la tête de pont de l'île du Holm, le fort Lacoste, à 2,500 mètres de la place, et le grand fort de Weichselmünde, sur le bord de la mer, à une lieue de Danzig. La ligne russe s'étalait à peu près sur une circonférence concentrique à la précédente, de 4 à 5,000 mètres de rayon, excepté le long de la mer, où l'investissement s'éloignait sur Oliva d'un côté, sur Neufehr de l'autre. La ligne française s'étendait sur une circonférence de 3 à 4,000 mètres de rayon et avait six lieues d'étendue; en s'approchant de la mer elle s'éloignait jusqu'à Saspe. Telle était la position de combat extérieure, que Rapp fit renforcer peu à peu par des travaux de fortification passagère, et qu'il disputa le plus longtemps possible à l'assiégeant.

Saspe, le village le plus avancé, ne fut perdu que le 5 mars; le village allongé de Langfuhr, qui avait été fortifié à sa queue, à 2,000 mètres de la place, fut pris et repris plusieurs fois et ne resta définitivement entre les mains des Russes que le 2 septembre; le long faubourg d'Ohra fut défendu par coupures successives et était encore occupé en partie à la fin d'octobre; enfin la tête du village de Schidlitz ne fut perdue que le 29 octobre.

Ce serait détruire l'intérêt qui s'attache à ce siége mémorable que d'en présenter les opérations sous forme de tableau résumé : c'est dans la belle relation de d'Artois qu'il faut lire tout au long et étudier l'héroïque défense de Rapp. Essayons seulement d'en résumer ici les traits caractéristiques.

Tout d'abord la garnison, rassurée sur son aile gauche, qui est appuyée à la Vistule et à la mer, suit avec son aile droite le mouvement d'investissement de l'ennemi pour le retarder et l'allonger. Puis, malgré l'immense développement de fortifications à garder avec ses 9,000 hommes disponibles, le gouverneur n'hésite pas à doubler encore l'étendue de sa ligne en s'établissant, suivant un plan bien arrêté, à environ 2,000 mètres en avant de ses ouvrages. Cette attitude résolue devait singulièrement relever le moral de la garnison ; composée d'ailleurs de soldats de vingt nations différentes, et exposée à subir l'influence d'une population prussienne et d'agents ennemis dans une ville encombrée de plus 20,000 malades, le véritable moyen de conserver intact chez elle le sentiment du devoir et de l'honneur était de la conduire au feu et de la maintenir en haleine sur le terrain extérieur au contact de l'ennemi. A l'abri derrière sa ligne d'occupation extérieure, le gouverneur installe un puissant armement et perfectionne les défenses de la place,

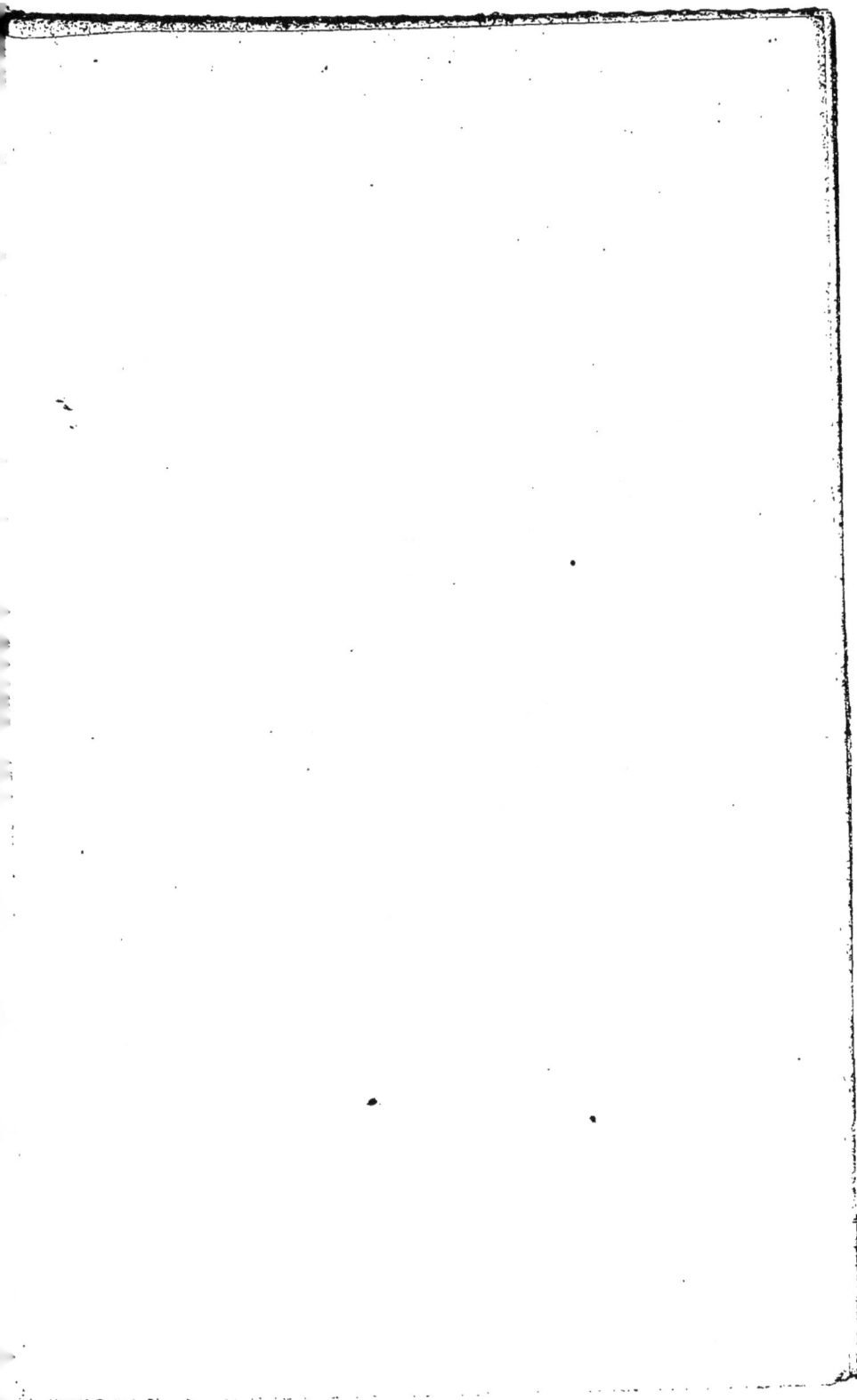

Nord

F. du Diamant

Sestri

les deux Frères

d'occupation

ligne Polcevera R.

Monte Corto R.

Monte Rati

F. de l'Esperon

Rivarolo

Gavetto

F. de Quexxi

F. de Richelieu

Monte Facro

la Coronata

F. de la Tenaille

P. S. Tècle

St. Pierre d'Arena

Madona del Monte

Martin d'Albaro

Nervi

GÈNES

Échelle

0   1000   2000   3000   4000   5000   6000   7000   8000 Mètres

si bien qu'au jour donné ses forts peuvent subir sans danger
des bombardements répétés. En même temps, les postes extérieurs se fortifient en utilisant les obstacles existants ou en
se couvrant par des ouvrages en terre, dont une partie for-
mera plus tard un véritable camp retranché. Mettant à profit
la disposition rayonnante des points d'appui que lui offre le
terrain extérieur, Rapp en impose à l'ennemi par des sorties
continuelles, et parvient même à réaliser l'opération, toujours
si difficile, d'un fourrage important : d'ailleurs la garnison
utilise et exploite les produits de la zone qu'elle occupe.
Après six mois de blocus, l'ennemi, qui n'a pas encore ga-
gné un pouce de terrain, se décide à établir une circonvallation à 2,500 mètres des forts de Danzig. C'est le prélude
d'attaques plus sérieuses ; mais les points d'appui de la garnison sur le terrain extérieur sont devenus solides et il faut
les lui arracher pied à pied. A 2,000 mètres de la place les
Russes sont obligés d'établir une parallèle et un premier
déploiement d'artillerie pour essayer de refouler la garnison
dans ses ouvrages : et c'est seulement deux mois plus tard
que la parallèle est ouverte à 700 mètres du point d'attaque.
A ce moment les forts et les ouvrages de la place étaient
pour ainsi dire intacts, et si le dénouement ne se fit plus
attendre, ce fut uniquement parce que les vivres faisaient
défaut.

Mais si nous avons fait voir de quelle façon extraordi-
naire cette défense extérieure put être prolongée, nous devons aussi faire ressortir les avantages particuliers du site
de Danzig, qui favorisèrent puissamment les vues du gouverneur. En général, dans une place appuyée à la mer, la
tâche de celui qui investit et bloque paraît simplifiée s'il est
maître de la mer ; mais il faut considérer aussi que les ailes
de l'assiégeant appuyées à la mer sont deux points faibles,
puisqu'elles ne peuvent être secourues que d'un côté, pen-

4

dant que l'assiégé est rassuré sur un de ses flancs quand il va se jeter sur elles. L'assiégeant perd l'avantage de la position enveloppante, et il en est ainsi chaque fois que l'investissement est coupé par un obstacle naturel rendant les communications de l'assiégeant impossibles ou difficiles : le siége de Colberg nous a déjà fourni un exemple d'un site de cette espèce. Danzig, en particulier, est à une lieue de la mer et étendait vers celle-ci un bras redoutable, constitué par les défenses de la basse Vistule qui prenaient de puissants revers sur le côté des attaques. En 1807, les Français avaient pu se jeter entre le fort de Weichselmünde et la place et annihiler ainsi les défenses de la basse Vistule ; mais les travaux ordonnés depuis cette époque par Napoléon avaient paré à ce danger. Il faut mentionner d'autre part la disposition favorable de la langue du Nehrung, qui prolonge la place vers l'est. Si l'on considère en outre le rôle joué par les longs villages et faubourgs de l'ouest, formant comme de solides caponnières qui embrassent le front des hauteurs, on doit accorder que la défense extérieure de cette place, divisée en secteurs bien définis par la mer, la Vistule, l'inondation du Werder, la Mottlau et la Radaune, se trouva facilitée par la disposition rayonnante de ses points d'appui extérieurs, à savoir : les défenses de la basse Vistule, Langfuhr, Schidlitz, Ohra, les digues du Werder, le Nehrung avec le fort Lacoste.

Hambourg (1)

(Décembre 1813 — 30 avril 1814.)

En 1813 Hambourg était une ville ouverte : le général

(1) Ouvrages à consulter : *Spectateur militaire*, juillet 1846. *Relation*

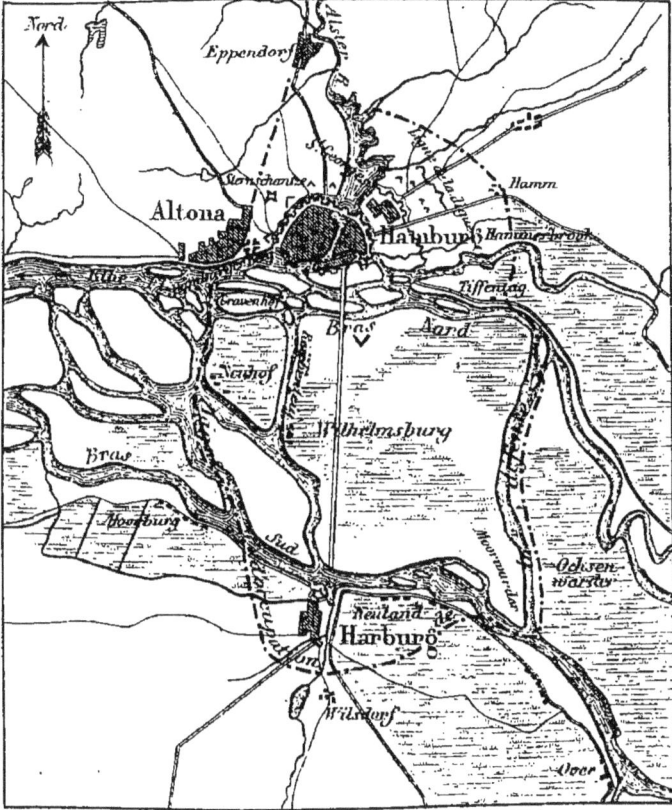

P. 30

Échelle de $\frac{1}{200.000}$

Haxo y improvisa, du mois de juin au mois de décembre, un camp retranché qui devait assurer la défense du bas Elbe.

L'enceinte en terre de la ville fut relevée et palissadée, le front d'attaque couvert par quatre lunettes et le fort Stern-schanze. La petite île de Grävenhof, vis à vis de Hambourg, fut occupée par un ouvrage. On entoura le faubourg de Saint-Georges d'une enceinte bastionnée de même force que le corps de place. La digue de la plaine submersible de Hammerbrook fut défendue et l'on rétablit la ligne à redans qui couvrait l'inondation. Un rideau parallèle au front de Saint-Georges, et permettant d'approcher assez près sans être vu, fut occupé par quatre lunettes pouvant recevoir du canon, fermées à la gorge, palissadées et communiquant avec l'enceinte. Enfin une ligne plus avancée encore fut établie, en profitant d'une ancienne digue à peu près parallèle aux ouvrages de Saint-Georges et située à 2,000 mètres du corps de place. La ligne fut couverte par des abatis et les sorties protégées par des ouvrages flanquants.

Hambourg devant former tête de pont sur les deux rives de l'Elbe, on releva le fort de Haarbourg ; mais comme celui-ci était dominé de toute part à 1,000 mètres, il fallut occuper les hauteurs par un camp retranché : à cet effet on construisit deux ouvrages solides, liés entre eux par des portions de lignes. L'île de Wilhelmsburg, qui assurait la communication entre Hambourg et Haarbourg, fut occupée aux points les plus favorables par des redoutes et quelques batteries furent construites sur les digues.

Dans les premiers jours de décembre, le 13e corps d'armée, forcé, par suite des désastres de Leipzig, à se retirer

de la défense de Hambourg en 1813 et 1814, par Savary, chef de bataillon du génie.
Correspondance de Napoléon. Lettre de Napoléon au prince d'Eckmühl, du 7 juin 1813.

sur le bas Elbe, prit en avant de Hambourg et de Haarbourg des positions très-avancées. On fit rentrer de vingt à trente lieues à la ronde tous les approvisionnements; les îles offraient d'ailleurs beaucoup de ressources.

Le 13e corps, comprenant la garnison de Hambourg, comptait 36,000 hommes. L'armée de blocus peut être évaluée à 60,000 hommes. La place était en état de défense; plus de 300 pièces avaient été mises en batterie. Mais ce qui constituait pour Hambourg un danger capital, en annihilant les obstacles de l'Elbe et de ses affluents, c'est que les environs restèrent transformés en une immense plaine de glace jusqu'au 23 mars, époque à laquelle le dégel arriva enfin.

L'ennemi essaya successivement les trois moyens d'attaque suivants : 1º tenter une surprise après avoir exténué la garnison par des attaques incessantes; 2º enlever Haarbourg, puis pousser de là des attaques contre la partie faible de l'enceinte; 3º se jeter dans Wilhelmsburg et s'assurer par là les mêmes avantages que ci-devant.

Non-seulement le maréchal Davout repoussa toutes ces attaques, mais il ne se départit jamais de l'offensive.

De nombreuses sorties furent faites, particulièrement en avant de Haarbourg où l'on ramassa des vivres, et de ce côté-là la garnison parvint à s'étendre encore au delà de sa première position. Partout ailleurs les lignes furent victorieusement conservées.

Les hostilités cessèrent le 29 avril. Quand le 13e corps rentra en France un mois après, il comptait 22,000 hommes et emmenait avec lui 100 bouches à feu attelées.

Ici encore nous ferons remarquer que si la garnison put occuper sans cesse un périmètre de huit à neuf lieues, ce fut parce que le terrain extérieur était divisé en secteurs indépendants par des obstacles naturels, entravant les communications de l'assiégeant et permettant au contraire à l'assiégé d'exploiter avec avantage la possession des lignes intérieures. Une fois le dégel arrivé, cette situation ressortait clairement; mais pour atteindre ce moment favorable, il avait fallu se maintenir au dehors pendant les rigueurs d'un long hiver, alors que tous les environs, transformés en une immense plaine de glace, permettaient à l'assiégeant d'attaquer tous les points de la ligne étendue du maréchal Davout.

Anvers (1)

(Janvier — 17 avril 1814.)

Trois armées menaçaient Anvers: les Prussiens de Blücher, les Anglais de Graham; Bernadotte s'en approchait avec les Suédois. La garnison comptait 11,500 combattants. Carnot, arrivé comme gouverneur dans la place le 2 février, fit rentrer les troupes sous la protection des batteries, ne conservant que les postes extérieurs de Berchem et de Borgerhout. Grâce aux précautions qu'il prit pour garantir l'escadre renfermée dans le bassin à flot, la flotte et la ville purent subir sans dommage un bombardement de trois jours, après lequel le siége fut transformé en blocus. Dans la nuit du 6 février, l'ennemi évacua ses positions, abandonnant ses retranchements de Merxem et se retirant, les Anglais dans la direction de Rosendael, les Prussiens dans celle de Lier. Les retranchements des Anglais furent démolis, le village de Merxem, à deux kilomètres de la place, remis en état de défense, la digue Ferdinand couverte par le fort Carnot. Des reconnaissances furent poussées avec succès de divers côtés; le 27 février, le général Roguet eut une brillante rencontre

---

(1) *Mémoires sur Carnot*, par son fils.

avec l'ennemi dans une sortie sur Merxem et Mortseel. Une
autre expédition, composée de 1,800 hommes avec deux pièces de campagne, franchit l'Escaut le 7 mars, s'établit à Be-
veren, poussa jusqu'à Hulst, et chassa l'ennemi du territoire
que limitent l'Escaut, la Durme et les polders. La colonne
rentra au bout de six jours, ramenant des approvisionnements de tout genre.

Carnot sut fortifier autour de lui le sentiment moral : toute
attaque de l'ennemi était aussitôt suivie d'une réponse offensive de la garnison. Le 26 mars, il écrivait au ministre de la
guerre : « ..... Notre situation actuelle est très-bonne. Je fais
des sorties fréquentes pour tenir l'ennemi en échec et me
procurer des vivres..... J'ai fait raser les faubourgs jusqu'à
trois cents toises, sauf les points qui m'ont paru plutôt utiles
que nuisibles à défense..... » La paroisse de Saint-Villebrord
et l'important faubourg de Borgerhout se trouvaient dans le
rayon que les règlements permettent et prescrivent de dé-
blayer de toute construction. Malgré l'avis du conseil de
défense, Carnot conserva le faubourg, jugeant qu'on pouvait
non-seulement le défendre, mais s'en servir comme d'une
caponnière avancée; seulement ses habitants durent travail-
ler aux retranchements nécessaires pour leur défense et former un bataillon pour la garde de la commune. Le 17 avril,
une suspension d'armes mit fin aux opérations.

En résumé, le blocus d'Anvers, pendant lequel la garnison
ne perdit que vingt-sept hommes par le feu, n'offre aucun
enseignement spécial, à part l'épisode de Borgerhout. Nous
le citons surtout pour l'esprit général qui anima la défense :
à chaque attaque de l'ennemi répondre par une action offensive. D'ailleurs, nous appuyant sur l'autorité de Carnot, nous
en conclurons une fois de plus l'importance de la défense
extérieure.

Belfort (1)

(26 juin — 11 juillet 1815.)

En 1815, la portion de l'armée du Jura, destinée à couvrir Belfort, comptait 9,500 hommes d'infanterie, 1,200 cavaliers et 5,000 gardes nationaux ; elle pouvait atteler 30 bouches à feu. Les troupes régulières avaient été portées devant Bâle pour recevoir l'ennemi ; les gardes nationaux étaient en seconde ligne devant Belfort, avec Lecourbe comme commandant en chef.

Les Autrichiens passent le Rhin en amont de Bâle et, après avoir replié nos avant-postes de Haesingen, attaquent le 26 juin le corps français qui barrait la route d'Altkirch sur les hauteurs de Trois-Maisons. Les Français, après avoir livré combat, se retirent le 27 sur Dannemarie, derrière la Largue, éclairés à droite et à gauche par la cavalerie ; il y eut là un nouveau et brillant combat. Le 29, ils défendent encore les positions de Chavanne et de Foussemagne ; l'ennemi est toujours repoussé de front ; mais le faible corps français est toujours obligé de reculer de position en position, parce que ses ailes sont constamment menacées d'être débordées.

On était ainsi arrivé à cinq kilomètres de Belfort : la ligne française devait passer par Roppe, Pfaffans, Bessoncourt, Chèvremont et les retranchements de Bourogne ; mais à l'aile droite, où l'on avait d'abord infligé un échec à l'avantgarde ennemie, vers Delle, il fallut, le 29, évacuer les retranchements de Bourogne, attaqués par des forces supérieures,

---

(1) De Vaudoncourt. *Histoire des campagnes de 1814 et 1815.*

et se replier de la ligne du Saint-Nicolas sur celle de la Savoureuse à Sévenans (1).

Le 30, les Autrichiens cherchent à déboucher par Sévenans ; ils sont ramenés par Lecourbe en personne jusqu'à Bourogne. Le soir, le corps du Jura, l'aile gauche appuyée aux Vosges et l'aile droite à la Savoureuse, occupe en avant de cette rivière un arc de cercle passant par Giromagny, Val-d'Oye, Roppe, Pfaffans, Bessoncourt, Chèvremont et Sévenans, avec des réserves à Pérouse et Danjoutin. Derrière la Savoureuse, des troupes d'observation sont échelonnées à Bermont, Chatenois, Charmont et Montbéliard ; un détachement surveille l'extrême droite à Blamont et Pont-de-Roide.

Le 1er juillet, les Autrichiens, ayant leur aile gauche avancée jusqu'à la Savoureuse, se décident à attaquer Lecourbe de front. Ils se présentent par les routes de Colmar et d'Altkirch et attaquent en même temps la ligne Vézelois-Sévenans ; par la rive gauche de l'Allaine, ils se dirigent sur Montbéliard. Les 400 hommes qui défendent Roppe, attaqués par 3,000 Autrichiens, durent se replier derrière Denney ; au centre il fallut évacuer la ligne Bessoncourt-Chèvremont, débordée à droite et à gauche par Vézelois et Denney, et se reporter sur la position retranchée de Pérouse. A droite on reste maître du pont de Sévenans, et à l'extrême droite l'ennemi est arrêté à Pont-de-Roide et à Montbéliard ; mais les Autrichiens parviennent à surprendre le passage de la rivière au pont d'Exincourt. Le 2, on évacue Montbéliard après l'avoir défendu toute la journée. Le 4, les Autrichiens, voulant compléter l'investissement attaquent Danjoutin, pendant qu'un corps de cavalerie se porte sur Giromagny pour gagner la route de Lure.

(1) Le rôle que devaient jouer les retranchements de Bourogne en 1815 sera rempli dans les nouvelles défenses de Belfort par le fort de Vézelois qui commandera la ligne du Saint-Nicolas ou du canal du Rhône au Rhin.

Lecourbe, pour empêcher ce mouvement, envoie sur Giromagny un détachement couvert par les troupes qui défendent Offemont avec succès; à Danjoutin on tient bon. Mais les Autrichiens se portent de Montbéliard à Héricourt, le poste de Bermont, pris à dos, est obligé de se replier en arrière de Bavilliers, et rien n'empêche plus l'ennemi de passer la Savoureuse. Le soir, les Autrichiens occupent Bavilliers et Essert.

Lecourbe attend de Vesoul un convoi de cent soixante voitures. Le 5, il fait vivement attaquer et emporter Essert et Bavilliers : l'ennemi retire ses troupes de la route de Lure pour couvrir celle de Besançon, et le convoi entre à la faveur de ce mouvement. Ce fut le dernier épisode de cette lutte de dix jours, qui avait coûté 5,000 hommes à l'ennemi. Le 6, le corps du Jura occupait la ligne Pérouse-Danjoutin-Bavilliers-Essert-Val-d'Oye, renforcée à Pérouse et aux Perches par des travaux de fortification. Le 11, Lecourbe ratifia la convention relative aux places de l'est.

Les opérations autour de Belfort, en 1815, constituent un bel exemple de combat d'investissement : ce n'est qu'à ce point de vue que nous en faisons mention dans cette étude.

Un corps d'observation détaché de la garnison défend pied à pied toutes les positions entre la frontière et la place. Puis, rassuré sur son aile gauche, appuyée aux Vosges, Lecourbe allonge et retarde avec son aile droite le mouvement de l'ennemi en lui disputant le passage de la Savoureuse, derrière laquelle il a échelonné des troupes mobiles jusqu'au delà de Montbéliard; l'ennemi est obligé de franchir la rivière à quatre lieues en aval de Belfort. C'est ainsi que doit débuter une défense extérieure active, et ce n'est qu'après avoir retardé le mouvement d'investissement de l'ennemi en utilisant le site de la place qu'une garnison énergique doit se replier sur la position avancée qu'elle s'est réservée pour défendre le terrain extérieur.

Belfort

(2 novembre 1870 — 16 février 1871.)

Sans entrer ici dans le détail de la défense de Belfort en 1870, nous essayerons seulement de résumer les enseignements que ce siége a fournis à la défense extérieure.

A. — Le principe incontestable résultant de l'expérience de ce siége est le suivant : « Une batterie rayée, placée en arrière d'une fortification permanente, c'est-à-dire dans une position inabordable à l'ennemi, peut protéger efficacement, jusqu'à une distance de deux kilomètres, des troupes d'infanterie, même encore peu exercées, occupant une ligne de bataille constituée par des villages, clôtures, bois et obstacles de toute nature(1). » Ainsi, la garnison d'une place peut toujours se créer à deux mille mètres de son canon une solide position de combat pour la défense du terrain extérieur.

B. — Le camp retranché de Belfort, en 1870, avait un rayon de 1,400 à 1,500 mètres, soit environ 3 kilomètres de tour. La ligne d'occupation extérieure, à 2,000 mètres en avant des forts, avait un développement d'environ 20 kilomètres, et comme la garnison était de 16,000 hommes, cette ligne se trouvait garnie *à raison de 0.8 d'homme par mètre courant.* Ce chiffre, sanctionné ainsi par l'expérience, fournit une base certaine pour calculer la garnison nécessaire à la défense extérieure d'une place quelconque (2);

---

(1) *Journal officiel.* Compte rendu de la séance de l'Assemblée nationale du 26 mars 1874. Discours de M. le colonel Denfert-Rochereau.

(2) Le chiffre 0.8 n'est cependant pas absolu. Si le rayon de la place augmente, « il faut tenir compte, dans une certaine mesure, de la su-

c'est là un renseignement aussi précis que celui de la densité normale d'une ligne de bataille en rase campagne (5 à 6 hommes par mètre courant) ou de la densité d'une grande ligne de blocus (4 hommes par mètre courant, d'après le blocus de Metz).

C. — Le retard que donne à l'assiégeant l'occupation judicieuse du terrain extérieur a été mis en lumière à Belfort d'une manière éclatante par le rôle du village de Pérouse et surtout de celui de Danjoutin. Ces deux villages sont comme les bastions avancés d'un front dont les deux Perches seraient la courtine, la Miotte, la Justice et Bellevue les flancs, et le Château le cavalier. Danjoutin, appuyé à la Savoureuse, avait été retranché. Les Prussiens avaient projeté d'attaquer Belfort par le sud-est, c'est-à-dire par le front des Perches; mais en présence de la résistance qu'ils trouvèrent à Danjoutin, ils portèrent l'attaque contre le côté ouest de la ville. C'était le côté opposé à la ligne de retraite, et celui même par où les défenseurs comptaient être débloqués; l'entreprise par cela seul était aventurée. Mais dans l'ouest aussi l'attaque fit peu de progrès, parce que l'aile gauche ne pouvait pas assez s'étendre et que l'aile droite était prise à revers par Danjoutin. Il fallut donc revenir à l'attaque contre les Perches et marcher avec plus de décision contre Danjoutin. Le village reçut les honneurs d'un bombardement en règle; une batterie de quatre pièces de 24 long fut élevée spécialement contre lui, sans compter quatre ou cinq autres batteries des deux rives de la Savoureuse, pour lesquelles il était un objectif accessoire. Le village tomba soixante-cinq jours seule-

perficie qui allonge les distances à parcourir, tant pour le relèvement des postes que pour les troupes de réserve qui doivent venir soutenir, en cas d'attaque, les positions menacées par l'ennemi. » (*Journal officiel*. Discours déjà cité.)

ment après le commencement du siége, et l'attaque en règle se trouva retardée d'autant.

D. — La résistance de Pérouse et de Danjoutin a démontré en outre que des troupes, abritées dans un village qu'elles sont chargées de défendre en avant d'une place, peuvent braver le feu concentrique de plusieurs batteries de siége. Sans doute, il a pu arriver dans la guerre de campagne qu'un village en butte à un violent feu d'artillerie a été déclaré intenable pour le grand nombre de troupes qui s'y sont trouvées accumulées à un moment donné ; mais il n'en est pas de même dans la guerre de siége, où cependant interviennent les forts calibres et les bombes. Là, en effet, les défenseurs ont le temps de disposer à l'avance des abris convenables aux lisières antérieure et postérieure et à l'intérieur du village pour se couvrir contre les projectiles et contre les éclats de maçonnerie. Danjoutin est tombé, non pas sous le feu des batteries de siége prussiennes, mais parce que la garnison se laissa surprendre et envelopper dans une attaque de nuit de l'ennemi (1).

E. — La défense des positions extérieures sous le canon de la place est facilitée aujourd'hui par l'artillerie rayée. L'emploi du tir indirect et de plates-formes laissant tirer les pièces dans tous les azimuts, rend le canon indépendant des crêtes et permet de faire concourir à un même but l'armement d'ouvrages sans liaison apparente par leur tracé ; quarante pièces avaient été organisées ainsi dans les divers ouvrages de Belfort. La défense extérieure est donc aujourd'hui une conséquence logique de l'emploi des canons rayés.

F. — Le manque d'artillerie attelée a empêché la garnison

_____

(1) Pendant le siége de Paris, plusieurs villages, tels que le Bourget, sont restés occupés, par les Français ou les Prussiens, sous le feu de nombreuses batteries.

de Belfort de porter sa défense extérieure au delà des positions directement protégées par le canon de la place. Chaque
fois que la défense franchissait le cercle qu'elle occupait à
2,000 mètres en avant de son canon de position, il lui fallait
se replier, sans pouvoir exploiter les avantages qu'elle eût
pu retirer de ces mouvements offensifs. Lors donc qu'il s'agit
de fixer l'armement d'une place, les crêtes de la fortification
existante ne doivent pas entrer seules en ligne de compte : la
défense extérieure réclame impérieusement une dotation convenable d'artillerie roulante.

Le simulacre de siége de Graudenz (1)
(Juillet et août 1873.)

Dans la première partie de cette étude nous avons déjà
fait connaître les idées actuelles des Allemands sur la défense extérieure des places. Les opérations de siége exécu-
tées par les troupes prussiennes devant Graudenz, en juillet
et août 1873, sont la confirmation officielle des idées de la
conférence Hohenlohe.

Graudenz est une petite place à la Vauban formant un
demi-cercle, dont la gorge s'appuie à la Vistule ; ses seuls
ouvrages avancés sont trois petites lunettes en terre, avec
réduits en maçonnerie, à 250 ou 300 mètres des saillants des
chemins couverts. La place, sur la rive droite du fleuve, a
une longueur totale de 1,600 mètres et une profondeur de
750 mètres ; elle est située sur un plateau demi-circulaire
d'environ 3k.500 de longueur et 3 kilomètres de plus grande
largeur, compris entre les vallées de l'Ossa et de la Trinke.

(1) *Militär Wochenblatt* (numéros de septembre 1873 et de janvier
1874). *Les Exercices de siége et de pontage devant Graudenz en juillet
et en août* 1873.

Ce plateau, qui s'élève à environ 63 mètres au-dessus du niveau de la Vistule, est profondément découpé par une série de ravins, échappant presque entièrement aux vues de la place et permettant de s'approcher à couvert de celle-ci. Aussi Frédéric le Grand, lorsqu'il créa cette forteresse, avait-il l'intention d'organiser tout le plateau en un camp retranché, dont Graudenz aurait été le réduit. C'est là, du reste, l'idée que les Prussiens ont appliquée dans le simulacre de défense de 1873.

Le thème du simulacre de siége impliquait entre autres hypothèses les suivantes : pour tenir l'ennemi éloigné, dans la première période de l'investissement, le commandant supérieur a occupé le bord du plateau de Graudenz et l'a renforcé comme il suit : en première ligne, sur les dernières pentes du plateau et à 2,400 mètres de la place, un ouvrage appuyé par des tranchées-abris ; en deuxième ligne sur le bord du plateau et à 1,800 mètres de la place, cinq ouvrages, et dans les intervalles, neuf batteries et douze bouts de tranchées-abris ; en outre, les vallons de l'Ossa et de la Trinke ont été inondés au moyen de barrages convenablement établis et défendus par des postes avancés, entre autres à Ossa-Krügen et au moulin supérieur de la ville.

En résumé, l'assiégé dispute à l'attaque l'accès et la possession de tout le plateau sur lequel la place est assise ; et pour cela elle prend une solide position de combat à 1,800 mètres environ des saillants les plus avancés et en avant du rideau des villages de Neudorf. Les Prussiens admettent donc que, même pour une petite place, comme Graudenz, d'un rayon de 600 mètres seulement, l'assiégé doit porter la défense à 1,500 ou 2,000 mètres en avant de ses ouvrages, et à défaut de villages, bois ou autres obstacles naturels, renforcer le terrain par des ouvrages en terre, des batteries et des tranchées pour la fusillade.

TROISIÈME PARTIE

CONCLUSION

Avantages que donne la défense extérieure active. — L'a-
nalyse des siéges étudiés dans la deuxième partie de cette
étude nous permet maintenant d'énumérer, en les résumant,
les avantages que donne la défense extérieure active.

A. — La lutte autour d'une place forte n'est pas une opération tellement particulière qu'elle doive échapper aux règles générales de l'art de la guerre; trop de gens, à force de
vouloir spécialiser cette question, se sont formé des idées
étroites, en proportion desquelles s'est rétréci pour eux le
cercle dans lequel doit se mouvoir la défense. *Les monta-*
gnes sont immobiles, les hommes marchent et se rencontrent,
dit un proverbe populaire souvent oublié (1). A la guerre il
faut toujours prendre pour soi le bénéfice de l'initiative des
mouvements; l'adversaire est obligé alors de subir votre loi,
de subordonner ses mouvements aux vôtres. Libre dans vos
combinaisons, maître de régler l'économie de vos forces,
vous avez pour vous la précision, le secret, la célérité, pendant que l'hésitation, l'incertitude et le flottement exercent
dans le camp ennemi leur action dissolvante. Cette grande
loi de la guerre sera aussi éternellement vraie sous les remparts d'une place forte que dans la rase campagne; et si, dans

(1) Napoléon. Ses *Mémoires*. Observations sur les campagnes de 1796
et de 1797.

le premier cas, celui des deux adversaires qui s'appuie sur
la place semble plus spécialement voué à la défensive, il
doit d'autant plus s'efforcer de réagir contre les désavantages
que lui crée cette situation, en proscrivant absolument la défensive passive. Lorsque Masséna, en 1800, allait reconstituer
l'armée d'Italie et en prendre le commandement, il avait trop
le souci de sa propre gloire pour songer à la défensive. « L'armée d'Italie doit-elle rester sur la défensive? En ce cas,
faites-moi remplacer sur-le-champ, » écrivait-il au premier
consul (1); et lorsqu'il se trouva bloqué dans Gênes, ce fut
grâce à l'attitude constamment offensive de sa garnison qu'il
rendit la résistance de la place vraiment utile au succès de
toute la campagne de 1800.

Ainsi, le défenseur d'une place doit prévenir sans cesse
l'initiative de l'assiégeant, et, profitant de la position centrale, exercer une pression constante sur les lignes de l'ennemi. Avec un système de défense aussi nettement arrêté
dans son ensemble, les détails d'exécution sont faciles à établir et s'arrangeront avec simplicité et sûreté; il en est tout
autrement lorsqu'il faut parer chaque jour aux conséquences
d'une attaque imprévue de l'ennemi. C'est ce que nous expri-
merons en disant que *la défense extérieure active donne à
l'assiégé les avantages généraux de l'offensive.*

B. — La défense extérieure active forme et entretient le
moral de la garnison; elle convient particulièrement au sol-
dat français, très-propre à l'offensive mais peut-être trop
nerveux pour la défensive. Elle donne de la confiance aux
troupes dès le début, et la supériorité morale qu'elles
acquerront ainsi à l'apparition de l'ennemi ne se démentira
plus dans la suite. « Les actions de guerre les plus habilement conduites n'aboutissent heureusement qu'autant que les

(1) Lettre de Masséna au premier consul du 9 ventôse an VIII.

troupes s'engagent avec confiance, et que leur moral, s'emparant pour ainsi dire de celui de l'ennemi, le domine pendant toute la campagne (1). » Il en est de même dans un siége, et Carnot disait avec raison : « La défense active entretient le courage, elle soutient la confiance qui est le gage de la victoire. Le caractère national du Français est d'attaquer toujours; il gagne de l'audace en allant à l'ennemi, il en perd s'il attend ; un rôle passif ne lui convient jamais. Pourquoi ne ferait-on pas usage de ces données dans la défense des places aussi bien que dans la guerre de campagne (2). »

C. — Une attitude offensive exerce une action particulièrement favorable sur une garnison comprenant des troupes jeunes et peu exercées ; en ce cas, la défense extérieure non-seulement forme le moral des soldats, mais elle est une école de guerre qui les prépare aux épreuves de la défense rapprochée. Il en a été ainsi de la garnison de Mayence (1793), dont les deux tiers étaient des volontaires nationaux ; de celle de Gênes (1800), qui se trouvait en complète dissolution à l'arrivée de Masséna ; de celle de Danzig (1813), formée de soldats de vingt nations différentes et qui subissaient le contre-coup de la désastreuse retraite de Russie ; de celle de Belfort (1870), composée en majeure partie de garde nationale mobile.

D. — La défense extérieure diminue le contact entre la garnison et la population civile, ce qui, en pays ennemi ou dans une cité remuante, peut être une considération du premier ordre, témoins les événements du dernier siége de Paris. A Gênes et à Danzig, où l'on avait affaire à des populations hostiles ou malveillantes, les troupes portées sur le terrain extérieur échappèrent complétement à leur influence.

(1) Maréchal de Saint-Arnaud.
(2) Carnot. *De la défense des places fortes.*

5

E. — La population d'une place assiégée est appelée aux plus dures épreuves, et il est important de ne pas la faire passer brusquement de la quiétude de l'état de paix à la crise d'un bombardement.

La défense extérieure entretient le moral des habitants aussi bien que celui de la troupe ; elle retarde le bombardement et, par une transition insensible, prépare la population à subir cette épreuve contre laquelle elle aura eu le temps de prendre les précautions indispensables. Le gouverneur aura le loisir d'appliquer les sages prescriptions de Vauban, et, grâce à elles, le bombardement restera toujours un procédé accessoire d'attaque parfaitement stérile ; le dernier siége de Belfort a prouvé que, malgré les canons rayés et les chemins de fer qui permettent d'approvisionner largemènt les batteries, un service de sûreté bien organisé peut comme autrefois annuler les effets d'un bombardement.

Quant à la garnison, disséminée au dehors derrière des couverts naturels ou artificiels, elle aura bien moins à souffrir du bombardement que si elle était entassée derrière les crêtes de la fortification.

F. — La défense extérieure permet d'utiliser les ressources dés environs de la place dans le rayón d'activité de la garnison. Les bois fournissent les matériaux de revêtement et de blindage dont une place est toujours insuffisamment pourvue, les villages et les fermes renferment des récoltes en grange et des bestiaux, les terres cultivées ont leurs récoltes sur pied ; enfin, on trouve au dehors des emplacements convenables pour les chevaux, le parcage des bestiaux, la culture des légumes, etc. La statistique locale fournira dans chaque cas particulier les renseignements nécessaires.

A cette question se rattache celle des fourrages qu'une garnison peut opérer dans un rayon plus ou moins étendu ;

mais il est facile de voir que c'est là une ressource sur laquelle on ne doit pas compter, non-seulement parce que le pays au delà et dans le voisinage des lignes ennemies est plus ou moins épuisé par l'assiégeant, mais encore à cause des difficultés que présente en elle-même l'opération d'un fourrage sérieux (1). Considérons en effet une place renfermant seulement 30,000 bouches à nourrir, représentées par 15,000 à 20,000 hommes de la garnison, et le reste par la population civile. Chaque journée de pain à la ration de $0^k.750$, représentera 22,500 kilogrammes de pain, c'est-à-dire 22,500 kilogrammes de blé, ou 11,250 gerbes (une gerbe battue donne au moins 2 kilogrammes de blé et $2^k.600$ de paille). Or, une voiture à quatre chevaux charge facilement 150 gerbes; il faudra donc un convoi de soixante-quinze voitures et de trois cents chevaux pour amener dans la place un seul jour de pain et 300 quintaux de paille. Il est clair qu'une pareille entreprise est difficilement praticable ; aussi, dans tous les siéges étudiés précédemment nous n'avons trouvé que peu d'exemples de ce genre qui méritent d'être cités. La garnison de Danzig, se portant au delà des lignes de l'assiégeant, put fourrager pendant quatre jours à huit lieues de la place et ramener une grande quantité de fourrages et de bestiaux ; mais cette expédition eut lieu dans des circonstances exceptionnellement favorables, sur le Nehrung, langue de terre étroite, couverte à droite et à gauche par la Vistule et la mer.

Concluons donc qu'une garnison active peut exploiter les ressources locales dans le périmètre de l'investissement, mais qu'elle ne doit pas compter sur celles qui se trouvent au delà des lignes de l'ennemi.

---

(1) Affaire de la capitulation de Metz. Dépositions des intendants et des témoins messins.

G. — Une place assiégée est généralement loin d'être en parfait état de défense ; aujourd'hui plus que jamais, avec la multiplicité des abris et des traverses qu'il faut créer, la somme des travaux qui incombent à la garnison est énorme, et de pareils travaux sont presque impossibles sous le feu de l'ennemi. Or, la défense extérieure, en tenant l'ennemi éloigné, fournit le temps et la sécurité nécessaires pour compléter la mise en état de défense. Elle retarde aussi le moment où il faut raser les constructions nuisibles dans le rayon d'attaque ; bien des démolitions inutiles seront ainsi évitées, parce qu'on aura eu le temps de pénétrer les véritables projets de l'ennemi et, par une juste appréciation des circonstances, de distinguer les constructions utiles à la défense de celles qui lui seraient préjudiciables.

Enfin, à l'abri derrière sa ligne d'occupation extérieure, l'assiégé peut préparer à loisir sa défense rapprochée et improviser ou achever des ouvrages de campagne susceptibles d'une grande résistance ; témoins la flèche de la Chartreuse à Mayence, la redoute du Wolfsberg à Colberg, le camp retranché du Zigankenberg et les lunettes à Danzig, l'ouvrage de campagne des Turcs en avant de Silistrie (1), les ouvrages de Sébastopol, les redoutes de Düppel, les Perches et Bellevue à Belfort.

H. — L'occupation du terrain extérieur rend plus difficile à l'ennemi l'opération de l'investissement et l'établissement des lignes de blocus. Considérons, en effet, la place minima de 500 mètres de rayon, avec une ligne de défense extérieure à 2,500 mètres. Lorsque le corps d'investissement se présen-

---

(1) L'ouvrage de campagne que les Turcs avaient élevé en avant de Silistrie (1854) était à 1,000 mètres de la place et armé de sept pièces de campagne ; il était ouvert à la gorge, avait un profil très-faible et ne recevait de flanquement que par des tranchées latérales.

tera pour opérer son mouvement en éventail, il lui faudra défiler à environ 5,000 mètres de la place, en décrivant une circonférence de 34 kilomètres de développement; chaque moitié du corps d'investissement ayant à faire une dangereuse marche de flanc de 17 kilomètres, pendant laquelle elle sera inquiétée et attaquée, il faut admettre que l'opération complète exigera au moins deux jours; d'ailleurs, en cas d'attaque, chaque moitié se trouve abandonnée à ses propres forces.

Quant aux lignes de blocus, en les supposant établies à 4 kilomètres de la place, elles auront 28 kilomètres de développement, et exigeront 56,000 hommes pour être garnies seulement à raison de deux hommes par mètre courant.

Ces chiffres, qui sont des minima, montrent dans quelle proportion, l'extension donnée aux lignes de l'assiégé augmente les difficultés de la tâche de l'assiégeant.

I. — La défense extérieure empêche les reconnaissances de l'assiégeant. Lorsque l'investissement est opéré, l'assiégeant est appelé à fixer le côté des attaques avant de déterminer l'emplacement des camps principaux, des parcs, etc. S'il n'a pas une connaissance exacte de la place, ses reconnaissances seules pourront l'éclairer; mais l'hypothèse d'une défense extérieure implique un défenseur actif qui aura improvisé derrière sa ligne d'occupation extérieure de solides ouvrages modifiant considérablement la force relative des divers fronts de la place. L'assiégeant, maintenu à plus de 2,000 mètres de la place, est donc exposé à de graves mécomptes dans la fixation du plan d'attaque. C'est ainsi que devant Belfort, les Allemands, sans ignorer l'existence de retranchements aux Perches, étaient du moins peu renseignés sur la valeur de ces ouvrages. « En présence de la résistance de Danjoutin, dit l'un d'eux, et *quand on fut certain que la*

crête rocheuse en arrière était couronnée par les deux forts
des Perches, on reporta l'attaque, au commencement de
décembre, contre le côté ouest de la ville (1). » L'ignorance
dans laquelle ils étaient du véritable état des choses fut donc
pour beaucoup dans ce changement de plan d'attaque, et les
entraîna à de grandes lenteurs.

L'insuffisance des renseignements de l'assiégeant se fera
encore sentir quand il lui faudra établir ses batteries de première position, c'est-à-dire estimer le déploiement d'artillerie nécessaire et suffisant pour faire taire le canon de la
place.

J. — L'occupation du terrain extérieur facilite les sorties.
Une sortie est une opération difficile (2) qui se résume dans
l'attaque de front d'une position plus ou moins forte et qui
est toujours suivie d'une retraite très-dangereuse en présence des armes à tir rapide et à longue portée. Pour qu'elle
ait quelque chance de succès, il nous semble qu'elle doive
être faite dans les conditions suivantes :

1° Il faut que l'assiégeant n'ait pas encore eu le temps de
fortifier ses lignes et d'établir entre les divers secteurs de
son investissement des communications sûres et nombreuses
qui les rendent solidaires entre eux. Or l'occupation du terrain extérieur donne précisément à l'investissement une
extension telle, qu'en présence d'un défenseur remuant il
s'écoulera toujours beaucoup de temps avant que les lignes
aient acquis une grande solidité.

2° Il faut que l'assiégé s'assure le bénéfice de la surprise,
faute de quoi l'assiégeant a le temps de masser ses forces

(1) *Archiv für die Artillerie und Ingenieur-Offiziere* (livraison de
novembre 1873).
(2) Il ne s'agit ici que des sorties antérieures à l'ouverture de la parallèle.

et d'agir vigoureusement à la fois contre le front et les flancs de l'assaillant. Or, en occupant le terrain extérieur, l'assiégé se donne la possibilité de masquer ses mouvements préparatoires et la facilité de tromper son adversaire par de fausses démonstrations. En effet, dans la zone qu'il occupe seront englobés des villages, des bois, des plis de terrain, propres à masquer les mouvements qui précèdent une sortie ; les troupes auront les coudées franches et pourront à leur aise contourner la ville sans traverser nécessairement le défilé qu'elle forme ; d'ailleurs, avant de marcher à l'attaque, elles pourront se déployer en dehors de la zone d'action efficace du canon ennemi ; enfin, l'étendue de l'investissement sera telle qu'en inquiétant l'ennemi en des points convenablement choisis, ses réserves n'arriveront pas en temps opportun au véritable point d'attaque. Les derniers siéges de Metz et de Paris ont fait ressortir surabondamment, au point de vue des sorties, les inconvénients d'une position centrale trop concentrée.

K. — La défense extérieure retarde longtemps l'attaque en règle, et oblige l'assiégeant à déployer des forces et des moyens plus considérables pour y arriver. En effet, la défense extérieure comprend la période qui s'étend entre l'apparition de l'ennemi et l'ouverture de la parallèle à 1,000 mètres environ ; or, le défenseur, en s'établissant sur le terrain même des batteries de première position d'abord, de la parallèle ensuite, oblige l'assiégeant à conquérir successivement ces deux lignes, et cela généralement par quelques véritables travaux de siége.

En inquiétant ensuite l'ennemi et en empêchant les reconnaissances, elle l'amènera peut-être à établir ses batteries dans de mauvaises conditions, si bien qu'après l'ouverture du feu, ce premier déploiement d'artillerie se trouvera être insuffisant. Ce sera là pour l'assiégeant un échec sérieux, sans compter la perte de temps et de projectiles qui en résulte. L'effet de surprise que doit produire l'ouverture du feu sera totalement perdu, et l'assiégé aura le loisir de réparer ses dégâts et de s'orienter sur les positions des batteries ennemies. La lutte d'artillerie pourra se prolonger encore, parce que l'assiégé, à l'abri derrière sa ligne extérieure, et exploitant au profit de son canon tout le terrain jusqu'à 1,000 mètres de la place, pourra démasquer sans cesse de nouvelles batteries qui rompront l'équilibre de la lutte ; aujourd'hui, avec le tir indirect, les emplacements de ces batteries sont pour ainsi dire indéfinis, et le problème de la mobilité de l'artillerie est plus facile à résoudre dans la large zone du terrain extérieur que sur les emplacements étroits et tourmentés que fournissent les remparts.

Il n'est donc pas possible à l'attaque de déterminer à l'avance la somme des forces qu'elle sera obligée de mettre en jeu pour éteindre à jour fixe le feu de la place. D'ailleurs, pour contre-battre les positions extérieures de la défense, il lui a fallu construire des batteries spéciales, autrement dit déployer un supplément de forces.

Ajoutons qu'en présence d'un défenseur énergique, les avant-postes de l'assiégeant sont obligés de se fortifier, de gagner le terrain pied à pied ; et bien souvent l'attaque, rendue circonspecte et timide, a été amenée ainsi à commencer de très-loin les véritables cheminements réguliers. C'est ainsi qu'à Mayence la première parallèle se trouva entre 1,000 et 1,600 mètres de la place ; à Colberg la parallèle contre le Wolfsberg était à 800 mètres du fort, c'est-à-dire à près de 2,000 mètres de la place ; à Danzig les Russes établirent une véritable parallèle à 2,000 mètres de la place, etc.

Calcul de la garnison nécessaire pour une défense exté-

rieure active. — Nous avons établi dans la deuxième partie de cette étude, à propos de la défense de Belfort, que la garnison d'une place peut défendre les positions à 2,000 mètres en avant de son canon, à la condition que son effectif, supposé réparti sur le terrain extérieur, soit suffisant pour le garnir à raison de 0.8 *d'hommes par mètre courant.* On en déduit immédiatement la garnison minima capable de faire une défense extérieure dans le rayon de 2,000 mètres. « En effet, en supposant la place réduite à un point mathématique, le périmètre serait une circonférence de 2 kilomètres de rayon, d'un développement d'environ 13 kilomètres. Mais l'emplacement de la fortification elle-même et des établissements militaires qu'elle doit renfermer exige une superficie de 70 à 80 hectares au moins (1). » Le périmètre minimum à occuper est donc la circonférence d'un cercle de $2^{km}.5$ de rayon, soit 15 kilomètres ; et à raison de 0.8 d'homme par mètre courant, *la garnison devra être de 12,000 hommes.*

Il est intéressant de comparer ce résultat à ceux que l'on a admis jusqu'à présent dans les traités sur la défense des places.

Le *minimum absolu* d'une garnison est la force nécessaire pour faire échouer toute attaque de vive force ; la fixation de ce minimum exige une étude spéciale de chaque cas particulier, parce qu'il dépend moins de l'étendue de la place que de sa disposition et de la hauteur de ses escarpes. Quant au *maximum,* si l'on ne tient pas compte de la défense extérieure, il serait limité par la capacité de la place, c'est-à-dire des ouvrages et établissements permettant l'emploi avantageux du personnel et du matériel ; mais si l'on fait intervenir la défense extérieure, ce maximum n'existe pas, théoriquement parlant.

(1) *Journal officiel.* Compte rendu de la séance de l'Assemblée nationale du 26 mars 1874. Discours de M. le colonel Denfert-Rochereau

Les règles classiques de Vauban, de Cormontaingne et de Bousmard fixent la garnison en prenant pour base le nombre d'hommes nécessaire par bastion ou par front; elles donnent des résultats intermédiaires entre le maximum et le minimum dont il vient d'être question.

La place minima de 500 mètres de rayon correspond sensiblement au cercle qui embrasserait les saillants de l'heptagone régulier de Cormontaingne; or, pour la *défense vigoureuse* d'une place armée de canons lisses, on comptait jusqu'à présent 800 à 900 hommes par front, ce qui donne pour l'heptagone une garnison de 6,000 hommes, c'est-à-dire la moitié seulement de l'effectif exigé par la *défense extérieure* de la place minima armée de canons rayés. Si ces deux résultats diffèrent du simple au double (1), c'est que la défense extérieure a été autrefois négligée en raison de la faible portée des canons lisses, ce qui a donné naissance, pour le calcul des garnisons, à une règle inadmissible aujourd'hui. Aujourd'hui, en effet, la défense extérieure est une conséquence logique de l'emploi de l'artillerie rayée : le champ d'action de la place s'est étendu; le chemin couvert de la garnison se trouve, pour ainsi dire, transporté à 2 kilomètres en avant dans la campagne, et il faut nécessairement que l'effectif des défenseurs soit augmenté en proportion du développement de la nouvelle ligne de combat. Si donc on veut utiliser rationnellement les propriétés de l'artillerie rayée et

---

(1). Théoriquement on ferait accorder ces deux résultats en admettant que la place à canons lisses défendît son terrain extérieur jusqu'à 800 ou 1,000 mètres, une garnison de 6,000 hommes étant alors suffisante pour garnir le périmètre ainsi obtenu. Mais cette considération est purement théorique, puisque l'ancien calcul ne tient aucun compte de la défense extérieure; d'ailleurs, dans le rayon de 800 mètres autour d'une place, on trouve difficilement des villages, bois et autres obstacles facilitant la défense extérieure, et il faudrait alors se couvrir uniquement par des retranchements en terre.

obtenir de l'armement d'une place tout son effet utile, il faut écarter, pour le calcul de la garnison, les règles anciennes qui sont celles de la défense rapprochée, et admettre celle que nous avons citée plus haut et qui s'applique à la défense extérieure.

Pour la place minima, la garnison se décomposerait, par exemple, comme il suit :

	Une division d'infanterie (effectif réduit)...................	9,900 hommes.
	Huit batteries d'artillerie à pied....	800 —
Garnison de 12,000 hommes.	Trois compagnies du génie......	450 —
	Trois escadrons de cavalerie......	360 —
	Un escadron du train des équipages.	380 —
	Ouvriers d'artillerie, d'administration, etc...............	110 —

Total égal. . . . 12,000 hommes.

Quatre des batteries d'artillerie seraient entièrement constituées de façon à pouvoir atteler leurs pièces pour la défense extérieure. Observons à ce propos, qu'en Prusse l'artillerie a été divisée, par décret du 4 septembre 1872, en artillerie de campagne et en artillerie de forteresse ; et la scission qui existait déjà pour les hommes depuis 1863, s'applique actuellement au corps d'officiers. Cette mesure fait voir combien les Prussiens tiennent à assurer à leurs places fortes une dotation convenable en troupes d'artillerie (1).

L'armement (2). — L'assiégeant établissant, entre 2,000 et

_____

(1) Le prince de Hohenlohe, dans sa conférence sur l'attaque des places, admet qu'il faut une compagnie d'artillerie de forteresse de deux cents hommes pour le service de sept pièces et demie de siége. Mais dans une place il faut compter sur l'emploi des canonniers auxiliaires.

(2) *Revue d'artillerie*, livraison de juillet 1873. *De l'armement de défense des places.*

3,000 mètres des ouvrages, des batteries de première position pour réduire au silence l'artillerie des remparts, il en
résulte que ceux-ci doivent être avant tout organisés et armés
en vue de soutenir une lutte d'artillerie aux grandes distances. Les proportions à fixer pour les bouches à feu des
différents calibres dépendent évidemment de la composition
probable du parc de siége. Or les Prussiens semblent admettre pour ce parc la composition suivante (1) :

Mortiers rayés de $0^m.21$, dix pour 100, pour le tir des
bombes aux grandes distances.

Canons de $0^m.09$ (6 livres), dix pour 100, contre les
sorties.

Canons de $0^m.12$ (12 livres), trente pour 100, contre les
établissements de la défense extérieure et pour la lutte rapprochée.

Canons de $0^m.15$ (24 livres), moitié longs, moitié courts,
cinquante pour 100, le $0^m.15$ court pour la première lutte
d'artillerie et pour le tir en brèche indirect; le $0^m.15$ long
pour la première lutte d'artillerie.

En outre, les Allemands travaillent à la construction d'un
canon court de $0^m.21$ et d'un canon court de $0^m.12$, ce dernier destiné à remplacer le $0^m.09$. Si leurs recherches aboutissent, leur parc ne comprendra plus alors que les trois
calibres : 12, 15 et $0^m.21$.

D'après cela et à défaut de grosses pièces casematées, telles
que des canons de $0^m.19$ et de $0^m.22$, il faut doter nos places
d'une proportion considérable de canons de 24 ; de plus, en
attendant la création de mortiers rayés de $0^m.19$ ou de $0^m.22$,
il faut une certaine proportion de mortiers lisses ; comme
pièces mobiles sur les remparts nous avons les 12 de siége

---

(1) *Idées sur l'attaque des places*. Conférence du général-major prince
de Hohenlohe.

et de campagne ; enfin, comme pièce roulante devant con-
tribuer directement à la défense extérieure, on emploiera le
4 de campagne. *L'armement de défense* pourrait donc se dé-
composer comme il suit :

Canons de 24 (et quelques pièces d'un calibre supérieur),
60 pour 100 ;

Canons rayés de 0m.12, 18 pour 100 ;

Canons rayés de 4 de campagne, 7 pour 100 ;

Mortiers lisses (et quelques mortiers rayés), 15 pour 100.

L'armement de sûreté, à part les pièces de flanquement, ne
doit être composé que de pièces à longue portée, montées
sur grand châssis et tirant à barbette ; à l'ouverture du feu
des batteries de première position, ces pièces seront descendues sur affûts, pour tirer à travers des embrasures à contre-
pente de 0m.50 de profondeur.

Quant à l'approvisionnement en projectiles, il faut considérer que les chemins de fer dont disposera généralement
l'attaque assurent à ses batteries un ravitaillement pour
ainsi dire illimité. Devant chacune des places de Strasbourg
et de Belfort, les Allemands ont dépensé environ 200,000
projectiles, soit 830 coups par pièce à Strasbourg et 1,300 à
Belfort. On peut conclure de là que l'approvisionnement à
1,000 coups par pièce est insuffisant.

*Marche générale à suivre dans la défense extérieure ac-
tive.* — Étant donnée une place dont la garnison et l'armement satisfont aux conditions ci-dessus, résumons maintenant la marche générale à suivre pour la défense extérieure
active.

Le commandant supérieur. — « Le commandant d'une
place en est l'âme ; elle vit en lui et par lui. Si, au commencement d'un siége une garnison est mauvaise, elle deviendra

bientôt bonne sous un bon commandant (1). » Le chevalier
de Ville (2), Vauban, Cormontaingne, etc., ont longuement
énuméré les qualités nécessaires à un bon gouverneur ; et les
plaintes que Vauban élève contre ceux qui ne connaissent
pas leurs places sont applicables en tout temps. Malheureusement, pendant que chaque fraction de troupe, depuis le corps
d'armée jusqu'à l'escouade, a son chef permanent et désigné
à l'avance, les places fortes restent abandonnées pendant le
temps de paix ; et c'est au moment du danger seulement
qu'on leur délègue des commandants supérieurs, qui n'ont
pas eu le loisir de les étudier. En 1870, Belfort, dans l'espace de deux mois et demi, changea cinq fois de commandant supérieur responsable. Pourquoi le principe qui con-
siste à définir et à distribuer à l'avance les commandements
des forces actives ne s'appliquerait-il pas également aux
forteresses, *ces ancres sacrées qui sauvent les États?*

Pour la défense extérieure en particulier il faut un plan
bien arrêté et une connaissance parfaite du site de la place.
Masséna, originaire de Nice, connaissait bien la Ligurie et
Gênes. Rapp, quand il quitta l'Empereur à Smorgoni, pour
aller défendre Danzig, était déjà gouverneur de cette place
depuis quatre ans, et il y avait vu exécuter les grands travaux d'amélioration et d'extension ordonnés par Napoléon.

Quoi qu'il en soit, le décret sur le service dans les places
de guerre est bien explicite à cet égard ; il indique au commandant de place les études à faire et, en particulier, celle
du *terrain extérieur*, et lui prescrit de rédiger un plan de défense (3). Parmi les documents que peut lui fournir le chef
du génie, il en est un surtout bien fait pour l'éclairer, c'est

(1) Maréchal Marmont. *De l'esprit des institutions militaires.*
(2) Le chevalier de Ville. *De la charge des gouverneurs de places*
(1639).
(3) Décret sur le service dans les places de guerre. Titre III, chap. IV.

le *Mémoire militaire sur la place*. « On y donne la description des fortifications considérées sous le rapport défensif; on y passe successivement en revue tous les établissements qui peuvent être utiles à la défense.....; enfin, on y expose les dispositions d'amélioration et d'*extension* dont la place paraît susceptible, *eu égard au rôle qu'elle est appelée à jouer en temps de guerre* (1). » Les indications en conformité de cette dernière prescription pourront quelquefois lui fournir la clef de la défense extérieure, en substituant des créations du moment aux ouvrages permanents qu'elles supposent.

Les préparatifs de défense. — Dès que l'état de guerre est déclaré, le commandant supérieur fait commencer une série de travaux qui peuvent être groupés comme il suit :

1° Les travaux pour garantir la place contre la surprise et contre l'attaque de vive force, et la construction des abris contre le bombardement;

2° Les travaux pour contrarier l'investissement et pour appuyer la défense extérieure;

3° Les travaux contre l'attaque en règle.

Nous ne nous occuperons que de la deuxième série, qui doit d'ailleurs être menée de front avec la première, et donner le temps d'exécuter tranquillement la troisième.

Parmi les travaux destinés à contrarier l'investissement et à retarder les opérations ultérieures, il faut mentionner surtout les destructions. Si la place est située sur une rivière, la destruction des ponts au delà du rayon de défense en amont et en aval de la place permettra de disputer à l'ennemi le passage de la rivière et de l'obliger à allonger son mouvement d'investissement; exemples : le combat d'investisse-

_____

(1) Instruction ministérielle du 26 février 1855.

ment de Belfort, en 1815; les conséquences qu'entraîna la
conservation des ponts en amont de Metz, en 1870, etc. Si la
place est desservie par une ligne ferrée reliée à la base
d'opérations de l'ennemi, il est de la plus grande importance
d'interdire à l'assiégeant l'exploitation de cette ligne pour le
ravitaillement direct de ses parcs; le véritable moyen est de
détruire un ouvrage d'art important situé à une distance convenable de la place; exemples : le tunnel de Nanteuil, à
soixante-cinq kilomètres de Paris; le viaduc de Dannemarie,
à vingt kilomètres de Belfort. Bien entendu, il faut aussi enlever les rails sur la plus grande longueur possible et faire
rentrer dans la place ces précieux matériaux, travail qui
pourra être confié aux employés et ouvriers du chemin
de fer.

Dans le cas où la garnison serait en mesure de livrer un
combat défensif au corps d'investissement et qu'il se trouvât
à portée de la place une position convenable sur le chemin
obligé de l'ennemi, on pourrait préparer le champ de bataille par quelques travaux de campagne que nous classons
aussi dans les travaux de cette période. Les retranchements
de Bourogne, près de Belfort, en 1815, avaient une destination de ce genre.

Si la place comporte un système d'inondations, celles-ci
engloberont la zone la plus élevée des attaques, et diviseront
le terrain extérieur en secteurs bien définis. La défense extérieure en sera beaucoup facilitée, ainsi que nous l'avons
déjà fait ressortir plusieurs fois, parce que ses ailes en arrière
seront assurées.

Viennent maintenant les travaux qu'exige le plan de défense extérieure; et ici le site de la place et son terrain extérieur détermineront la solution dans chaque cas particulier:
aussi ne pouvons-nous donner à cet égard que des indications
générales.

Le type comprendrait deux lignes extérieures. La première serait constituée par une ceinture de solides ouvrages de campagne R établis à 2,000 mètres de la place et à 2,000 mètres au plus les uns des autres. Ces ouvrages formeraient les noyaux d'une défense plus éloignée; et entre eux on pourrait s'établir en saillie suivant R s R à environ 1,000 mètres en avant en utilisant les obstacles tels que villages, parcelles de bois, etc. Trois des ouvrages R défendant un front de

Zone des attaques

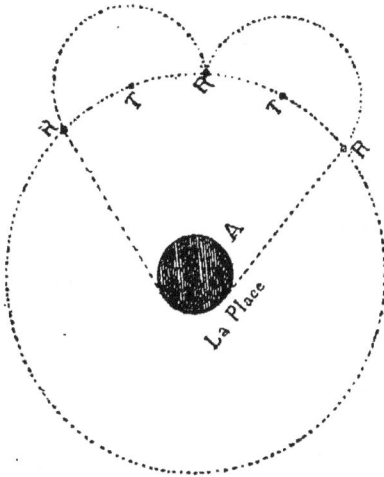

La Place

6,000 mètres suffiront généralement pour couvrir la zone probable des attaques; les ouvrages extrêmes seraient appuyés autant que possible à des obstacles naturels (rivière, etc.) ou reliés à la place par des travaux appropriés au terrain : l'ensemble formerait une espèce de camp retranché A R s R s R A. En dehors de la zone des attaques on se contenterait de pousser les avant-postes à 2,000 mètres de la place, et l'on ne ferait que des travaux légers en utilisant le terrain. Les ouvrages R auraient des parapets de 3 mètres de hauteur et de 3ᵐ.50 d'épaisseur, des fossés de 3 mètres de profondeur et de 6 mètres de largeur, ce qui donne environ 15 mètres de déblai par mètre courant ; ils seraient fermés à

6

la gorge, couverts par des défenses accessoires et renferme-
raient des abris. Le canon de la place les appuierait directement; leur gorge serait prolongée par des tranchées en ailes
couvrant des pièces de campagne toujours prêtes à se porter
dans les secteurs R s R. En T seraient postées derrière des
masques les réserves des cordons R s R.

Les villages englobés dans cette ligne de défense seraient
fortifiés par leur lisière antérieure et auraient généralement
un réduit à la queue; leurs issues latérales seraient barrica-
dées contre les surprises de nuit. Les villages allongés en
flèche vers l'ennemi seraient défendus par coupures successives. On organiserait des abris dans les plus importants
d'entre eux; enfin leurs communications en arrière seraient
assurées par des boyaux de tranchées à défaut de couverts
naturels.

Quant aux bois, ceux qui sont trop grands sont gênants,
les petits seuls sont utiles à la défense; exemple : le bois
d'Ohra à Danzig. On fera usage des abatis et des haies en fil
de fer dans leur organisation défensive.

Il ne faut pas s'exagérer le temps nécessaire à l'exécution
de ces travaux, et en particulier d'ouvrages tels que R. Avec
le profil indiqué ci-dessus et un développement de crêtes
raisonnable, 200 mètres par exemple, il est facile de voir que
les terrassements seraient terminés en une dizaine de jours;
par conséquent, quinze jours ou trois semaines suffiront en
général. Rarement une place importante verra l'ennemi ap-
paraître aussi rapidement devant ses murs que Strasbourg
en 1870; et cependant la défense y disposa de dix-huit jours.
Or, la redoute du Wolfsberg à Colberg fut construite en
douze ou quinze jours, sous les yeux de l'assiégeant; les
ouvrages en terre devant Olmütz, en 1866, purent être armés
au bout de dix-sept jours; à Vérone, la même année, on
créa en trois semaines un ouvrage en terre extrêmement

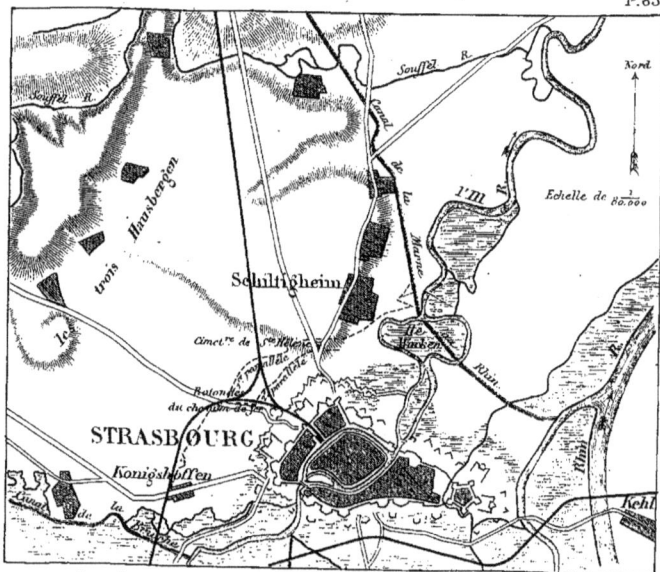

P. 85

Nord

Echelle de $\frac{1}{80.000}$

Souffel R.

Canal de la Marne

Souffel R.

Haushergen

trois

Ile

Schiltigheim

Cimet.re de S.te Hélène

Ile Jacken

Rhin

Batterie du chemin de

STRASBOURG

Königshoffen

Canal de la

Kehl

Rhin

Imp. Monrocq Paris

solide ; les Hautes-Bruyères, Châtillon, Meudon, Montretout, Gennevilliers à Paris, les Perches et Bellevue à Belfort, ont été des créations du moment.

Telle serait la première ligne de défense extérieure que l'ennemi devra faire tomber avant de pouvoir établir ses véritables batteries de première position. Mais pendant ce temps le point d'attaque se sera nettement dessiné, et l'on aura eu le temps d'établir une deuxième ligne plus ou moins en arrière, suivant les conditions du terrain. La défense de Colberg nous a fourni un exemple de ce genre. C'est ainsi qu'à Strasbourg, en 1870, en admettant qu'il fût impossible d'établir de solides ouvrages de campagne sur les hauteurs des trois Hausbergen, on aurait du moins pu retrancher les deux villages de Königshofen et de Schiltigheim, dont la queue est à 1,100 mètres de la place, et qui sont appuyés, le premier à l'inondation, le second à l'île du Wacken et au canal. Ces deux villages, qui embrassent le front d'attaque, ont constitué plus tard les points d'appui des ailes de la première parallèle des Allemands. Dans le rentrant qu'ils forment, une deuxième ligne, à 500 mètres environ de la place, aurait été constituée par le cimetière de Sainte-Hélène et les rotondes du chemin de fer qui servirent plus tard aux Allemands à appuyer leur deuxième parallèle.

L'artillerie de la place, pour se préparer à cette première période de la défense, doit, ainsi qu'il a déjà été dit, ménager un grand champ de tir à toutes ses pièces à longue portée. Elle installera ses pièces de 24 sur grand châssis et quelques-unes sur affût de siége pour le tir sous de grands angles. « Pour utiliser l'armement d'ouvrages situés en dehors des attaques, on retourne les pièces et l'on tire pardessus les traverses, les ouvrages voisins, etc. Il serait facile d'approprier l'affût ordinaire de place à ce genre de tir : on disposerait la cheville-ouvrière sur l'entretoise du milieu du grand châssis, et l'on adapterait des roulettes aux deux extrémités des côtés (1). » Quelques pièces de 24, montées sur affûts de siége et plates-formes en rails, la crosse enterrée, permettront de tirer jusqu'à l'extrême limite de la portée des pièces : les dispositions adoptées à Belfort, en 1870, pourront servir de guides. Dans ces conditions on pourra disposer quelques pièces pour battre jour et nuit le plus loin possible les routes aboutissant au terrain d'attaque; elles sont en effet les chemins obligés de l'assiégeant pour le difficile transport des pièces et des munitions.

L'armement d'une place est une opération laborieuse; aussi serait-il à désirer qu'en temps de paix le sol des plates-formes fût toujours dressé à l'avance, les épaulements recoupés et revêtus en gabions, les pièces déposées à côté de leurs plates-formes, les affûts seuls restant en magasin.

La défense depuis l'investissement jusqu'à l'ouverture de la première parallèle. — En présence d'un défenseur énergique le mouvement d'investissement d'une place est une marche de flanc d'autant plus dangereuse que la place est plus grande et son terrain extérieur plus coupé. L'existence d'une rivière, par exemple, venant couper les colonnes ennemies en marche, doit donner au défenseur la tentation de saisir l'avantage des lignes intérieures pour se jeter sur la tête de colonne au moment opportun. C'est ainsi que, le 1er juillet 1814, le général Exelmans détruisit deux régiments de cavalerie allemande qu'il ramena des bois de Verrières à Marly à travers Versailles, pendant qu'une deuxième colonne les attendait en queue vers Rocquencourt. Mais de pareilles actions doivent être conduites avec vigueur et décision : l'affaire de Châtillon, du

(1) *Revue d'artillerie*, livraison de juillet 1873. *De l'armement de défense des places.*

19 septembre 1870, est le triste pendant de la sortie d'Exelmans.

Si un obstacle, tel qu'une rivière, présente le front à l'ennemi qui vient investir la place, la garnison, en défendant cette position, infligera au moins une journée de retard à l'assiégeant. Le brillant combat que Rapp livra le 28 juin 1815, derrière la Souffel, à une lieue de Strasbourg, est un exemple de ce genre. Dans tous les cas, le défenseur doit profiter de l'existence d'une rivière pour allonger et retarder l'investissement. Nous avons cité la lutte autour de Belfort en 1815 comme un modèle à étudier.

Supposons maintenant l'investissement fermé et le défenseur retiré sur sa position de combat extérieure. Il s'agit pour l'assiégeant de faire tomber cette ligne, qui est à cheval sur l'emplacement même des batteries de première position qu'il lui faudra établir entre 2 et 3,000 mètres de la place. Mais le parc de siége n'est pas encore arrivé et son artillerie de campagne seule peut entrer en jeu. Son effet sera-t-il suffisant pour préparer rapidement une action de vive force, ou faudra-t-il de véritables batteries et travaux de siége pour réduire les ouvrages extérieurs de la défense? Le degré d'énergie de la défense seul peut décider de cette question. Nous avons cité de nombreux exemples d'ouvrages improvisés qui ont nécessité des attaques en règle, et jusqu'à de simples villages qui ont obligé l'attaque à la construction de batteries de siége. C'est que l'assiégé ne livre pas là une bataille défensive sur une position retranchée à la hâte ou susceptible d'être tournée; il a pour points d'appui des ouvrages fermés à la gorge, d'un profil sérieux, et ses réserves sont prêtes à se jeter sur les flancs de l'assaillant qui tenterait une action de vive force insuffisamment préparée. Il est donc impossible, sans même parler des retours offensifs, d'estimer la perte de temps que la conquête de cette position avancée fait subir à l'attaque, et la somme des moyens supplémentaires qu'elle l'oblige à mettre en œuvre.

Quoi qu'il en soit, admettons la première position tombée sans retour et la défense retirée sur la deuxième ligne qu'elle s'est préparée à un millier de mètres en arrière. L'assiégeant installe ses batteries de première position, et chaque soir la place doit s'attendre à se réveiller le lendemain sous leur feu. Les pièces des remparts, qui ont pu tirer à découvert jusque vers ce moment, sont descendues successivement de leurs châssis pour être dérobées aux feux directs et d'écharpe : elles ne tireront plus qu'à travers des embrasures à contre-pente de 0^m.50 de profondeur. Mais l'artillerie ne restera pas immobile sous le feu convergent de l'attaque ; elle cherchera à échapper à son adversaire qui veut l'étreindre. Le bénéfice de la surprise dont a pu jouir en bloc l'assiégeant le matin de l'ouverture du feu des batteries de première position, elle se le réservera à son tour en détail, une fois que les batteries de l'attaque entrées en action seront devenues des épaulements bien repérés par la place. Chaque matin en effet elle démasquera sur le terrain extérieur des batteries nouvelles qui déjoueront les calculs de l'attaque ; et de pareilles batteries, ainsi que l'a démontré l'expérience du dernier siége de Paris, sont autrement difficiles à démonter que les pièces abritées derrière les lignes élevées et bien tranchées de la fortification permanente. Cette lutte, qui a pour limite, non pas la ruine des parapets et des embrasures de la place, mais l'épuisement de son canon et de ses munitions, est trop bien décrite dans la conférence Hohenlohe (voir la première partie) pour que nous y revenions encore ici.

Dans cette période, l'assiégé pourra tenter aussi quelques coups de vigueur bien combinés contre les batteries ennemies. Les brillantes sorties de Mayence, de Colberg, de Danzig, celle faite à Verdun, le 28 octobre 1870, contre les batteries allemandes de Belleville et de Thierville, sont des exemples à imiter. Pour de pareilles actions, il est rationnel d'engager toutes les troupes disponibles; les pertes que l'on subira seront compensées par les résultats obtenus.

Cependant les batteries de l'assiégeant ont pris la supériorité. Le défenseur, « sacrifiant pour ses gros canons la puissance du tir à la sécurité des servants et du matériel, abaisse ses plates-formes et adopte le tir plongeant sous les angles de 12 et de 16 degrés (1). » Les pièces légères seules se découvriront à l'avenir pour faire feu et s'éclipser aussitôt. Mais l'assiégé est toujours maître de sa deuxième ligne extérieure, c'est-à-dire du terrain même sur lequel l'attaque doit ouvrir la première parallèle; c'est donc un nouveau combat ou une nouvelle série d'actions qui vont s'engager, avant que la défense soit définitivement refoulée dans ses chemins couverts. Seulement, dans cette lutte suprême sur le terrain extérieur, les conditions sont inverses de celles qui existaient quand il s'agissait de la ligne avancée : là, en effet, le défenseur était soutenu par le canon intact de la place, tandis que maintenant c'est l'attaque qui reçoit l'appui victorieux des batteries de première position.

L'assiégeant va ouvrir enfin sa première parallèle et commencer les cheminements réguliers. Mais la place elle aussi a atteint son but; car quel est son rôle, si ce n'est de retenir le plus longtemps possible le plus d'ennemis possible sous ses murs?

Rappelons en terminant, que devant Mayence il fallut deux mois de lutte pour ouvrir une parallèle entre 1,000 et

(1) *Revue d'artillerie*, livraison de juillet 1873. *De l'armement de défense des places.*

1,600 mètres de la place; qu'à Danzig, en décomptant les trois mois d'armistice, les Russes mirent huit mois à atteindre le terrain de l'attaque rapprochée; que devant Colberg, les Français au bout de trois mois étaient encore à 1,000 mètres de la place; et qu'à Belfort ce fut seulement au bout de trois mois que les Allemands, maîtres des Perches, purent relier ces deux ouvrages par une parallèle, à 1,000 mètres environ du Château.

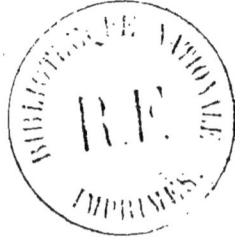

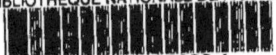

www.ingramcontent.com/pod-product-compliance
Lightning Source LLC
Chambersburg PA
CBHW071449200326
41519CB00019B/5685